CONTENTS

DR. GABRIELE BURACCHI

DIETA VEGETARIANA

DIETA VEGANA

IN

ZONA

GABRIELE BURACCHI
NUTRIZIONISTA e PSICOLOGO

PREMESSA

Forse ad alcuni il titolo del mio libro "**DIETA VEGETARIANA E VEGANA IN ZONA**", ovvero la dieta a Zona applicata a vegetariani e vegani, può sembrare un controsenso.

Forse questo dipende da informazioni imprecise se non decisamente errate che spesso ho sentito raccontare anche da miei pazienti, secondo lui la dieta Zona sarebbe una dieta per "CARNIVORI".

Niente di più falso. Penso si tratti di una confusione terminologica tra la parola CARNE e la parola PROTEINE.

Se, infatti, la carne sicuramente apporta proteine, questo non significa che le proteine si trovino solo nella carne.

Tutt'altro.

Premesso questo, cercherò qui di dimostrarlo in sintesi, spiegando più in dettaglio le modalità pratiche di attuazione di questo tipo di alimentazione.

Come si spiega nel corso del testo, dedicato ai principi generali della dieta Zona, e validi per tutti, i Macronutrienti sono 3.

CARBOIDRATI, PROTEINE, GRASSI

Cominciamo quindi col dire che i **Carboidrati** sono tutti di origine vegetale, dato che solo i vegetali sono in grado di attuare la *fotosintesi clorofilliana*, unico modo che la **Natura** ha per produrre Carboidrati o Idrati di Carbonio (detti anche Glucidi, Glicidi o Zuccheri per il sapore dolce che alcuni hanno).

Possiamo quindi escludere i Carboidrati dalla discussione almeno per il momento.

Ne riparleremo poi da un punto di vista qualitativo.

Esistono poi i **Grassi**.

Questi possono essere sia di origine vegetale che animale, anche se purtroppo da molti anni sono comparsi dei grassi, detti idrogenati, ed estremamente usati in prodotti di fast food e nel cibo spazzatura, grassi prodotti chimicamente in laboratorio.

Chi dovrebbe provvedere a metterli fuorilegge per i gravi danni che producono sulla salute ha evidentemente altro a cui pensare (o forse pensa ai suoi interessi).

A parte questo, viene in nostro soccorso il fatto che i grassi animali, detti saturi, sono sconsigliati per tutti, anche per gli onnivori.

Unica eccezione i grassi della serie Omega-3 (polinsaturi) contenuti nel pesce, ma che si ritrovano anche nella frutta secca ed in altri prodotti vegetali.

Quindi *anche se si è vegani* non esiste nessun problema ad assumere i grassi giusti.

Arriviamo infine alle **proteine**, ciò che fa dire ad alcuni *maleinformati* che la dieta Zona è riservata agli onnivori.

Niente di più falso.
Cominciamo con il dire che lo stesso Barry Sears , il padre della dieta Zona, consiglia anche agli onnivori di assumere la metà delle proteine da una fonte vegetale, evitando di mangiare troppi prodotti di origine animale.

Andiamo a fare qualche conto.

Come spiego meglio nel testo successivo, la formula della dieta Zona è il famoso 40/30/30.

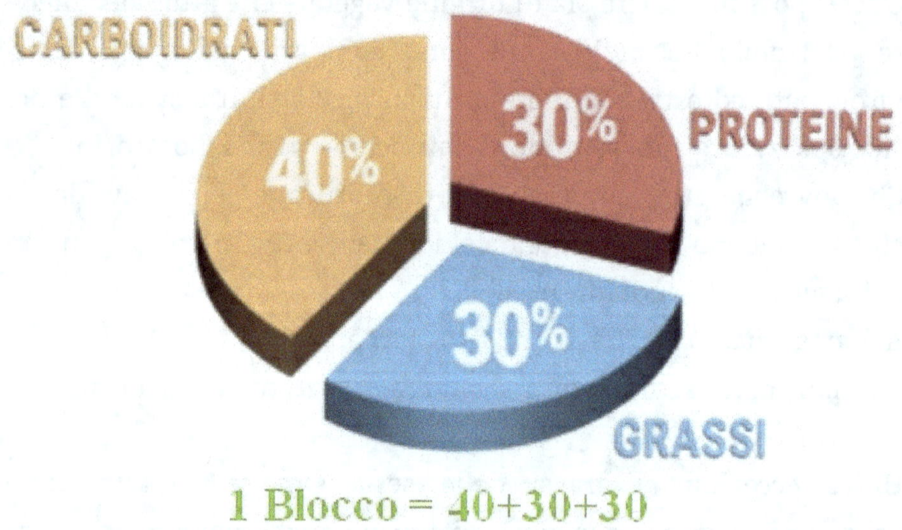

Questo vuol dire che il 40% delle calorie devono provenire da Carboidrati.

Un 30 significa che il **30% devono provenire da grassi** ed abbiamo visto che non ci sono problemi, anzi, ad usare grassi vegetali, mentre l'altro 30 ci dice che un **30% delle Calorie restanti devono provenire da Proteine** e lo stesso padre della dieta Zona raccomanda che almeno la metà siano di origine vegetale.

Quindi resta in ballo solo un 15%, ben poco tutto sommato.
A questo punto, a scanso di equivoci e nel rispetto delle differenze soggettive divido la trattazione in due filoni.

1) **Proteine per vegetariani.**
Questa categoria, oltre alle proteine di origine vegetale, include pesce, uova e latticini, ben sapendo che non tutti i vegetariani usano tutte e tre queste categorie.
Devo prendere atto che nel corso di oltre 30 anni di attività professionale, moltissimi pazienti si sono presentati a me come Vegetariani.

Tutti escludevano l'uso della carne, ovviamente, ma alcuni mi riferivano di mangiare uova, e/o latticini e/o pesce o comunque altri animali di origine marina.
Proprio per questo motivo io considero le persone che consumano questi tre tipi di cibi di origine animale come vegetariani.

Resta una scelta individuale escluderne uno o due tipi.
Ovviamente quello che poi viene detto per le proteine di origine esclusivamente vegetale, e quindi sicuramente vegane, vale anche per loro in misura maggiore o minore.

2) **Proteine per vegani.**

Qui, ovviamente, si considerano solo le proteine di origine esclusivamente vegetale.

Penso sia evidente come, quando si parla della dieta Zona in quanto tale, per le scelte proteiche ci si rifaccia a questi due tipi di scelta.

Ad ognuno le proprie inclinazioni.

Buona Zona a tutti

LE BASI DELLA DIETA ZONA

Quali sono i punti importanti per una alimentazione corretta in Zona ?

Molti credono, sbagliando, che la **dieta Zona** sia complicata, ma leggendo i vari punti qui sotto, ci si rende conto che si tratta solo di usare il buonsenso, associato a semplici nozioni.

In questa pagina spiego in modo chiaro quanto è necessario sapere.

In particolare analizzaremo i seguenti argomenti:

Bilanciare Carboidrati-Proteine-Grassi.

Privilegiare gli alimenti più salubri.

Distribuire l'alimentazione nell'arco della giornata.

Non rimanere mai a digiuno.

Bere almeno 1-2 litri di acqua al giorno.

Bilanciare Carboidrati-Proteine-Grassi.

Ogni pasto e/o spuntino deve essere costituito da una quantità di Carboidrati, preferibilmente a bassa densità di zuccheri, tale da fornire il **40% delle calorie totali.**

E' poi indispensabile una adeguata quantità di Proteine, povere di grassi saturi, tali da fornire il **30% calorie totali** ed infine un moderato quantitativo di grassi, preferibilmente di tipo monoinsaturo, tali da fornire il **30 % delle calorie totali.**

Questa divisione è il primo fondamento della dieta Zona, il cosiddetto 40/30/30.

Questi principi della Zona, ovviamente, valgono per tutti e non solo per vegetariani e vegani.

Privilegiare gli alimenti più salubri.

Meglio usare cibi ricchi di nutrienti come vitamine, sali minerali, fibra, ecc e quindi con caratteristiche "salutari" e definiti per questo *Favorevoli*, rispetto a quelli poveri di nutrienti e contenenti sostanze dannose all'organismo (grassi saturi-trans-acido arachidonico, ecc) definiti per questo *Sfavorevoli.*

In pratica questo significa mangiare più frutta e verdura (carboidrati favorevoli) più pesce, o legumi, con pochi grassi (proteine favorevoli), e utilizzare come condimento olio d'oliva, o come snack mandorle, pistacchi, anacardi (tutte fonti di grassi buoni).

Distribuire l'alimentazione nell'arco della giornata.

Questo permetterà di mantenere l'equilibrio ormonale per tutta la giornata.

La conseguenza sarà di non avere mai fame ma di dimagrire comunque se e quando necessario.

Non rimanere mai a digiuno.

E' importante non rimanere mai per più di 5 ore a digiuno, tranne che quando si dorme.

Ricordiamoci sempre che ogni pasto fornisce nutrienti e regola il nostro sistema ormonale per circa 4-6 ore mentre ogni spuntino per circa 2- 3 ore.

Bere almeno 1-2 litri di acqua al giorno.

L'acqua non è solo costituente fondamentale del nostro organismo ma, più nello specifico, è anche indispensabile se si vuole dimagrire.

Se, naturalmente, si consuma molta frutta e verdura, l'acqua da bere è necessariamente minore.

Non è necessario essere ossessivamente rigidi nel seguire queste indicazioni, ma dobbiamo anche essere consapevoli che la dieta che seguiamo, **sarà tanto più efficace quanto più verrà seguita.**

La Zona, che sia Vegetariana o Vegana o magari Paleo o Mediterranea, quindi, non è la solita dieta che impone un rigido e restrittivo protocollo alimentare da seguire in modo rigoroso e passivo.

Queste diete - ipocaloriche, iperproteiche - portano spesso a malesseri e frustrazioni e per questo finiscono facilmente per essere abbandonate.

La dieta a Zona permette di imparare il corretto modo di mangiare dal punto di vista ormonale e genetico.

Ognuno poi seguirà le proprie scelte alimentari.

Una volta compresi i concetti fondamentali basati su solide e accertate basi scientifiche, sarà possibile gestire la nostra alimentazione per tutta la vita, scegliendo tra un gran numero di alimenti.

Ogni pasto e/o spuntino diviene una nuova occasione per influire in modo positivo o negativo sui propri ormoni, divenendo così i diretti responsabili della propria salute e del proprio benessere.

Questo significa, anche, che se durante una cena o un pranzo vi capitasse di "esagerare" non sarà necessario farsi travolgere dai sensi di colpa, ma sarà sufficiente che il pasto successivo sia a Zona per ristabilire l'equilibrio ormonale.

Sarà così possibile ritornare in Zona, ossia in quello stato di massima armonia ed equilibrio ormonale che si traduce in una maggior *Salute* **ed** *Energia* e in un *Dimagrimento* soltanto se necessario.

Per rendere immediatamente ancora più chiari i principi della Zona nelle sue varie versioni può essere utile consultare il link Le 7 categorie degli alimenti. Per una scelta intelligente su dietazonaonline.com

Quando si comincia un nuovo tipo di alimentazione corretta come la Zona, dobbiamo tenere conto di molti fattori.

In particolare ci sono fattori da non sottovalutare per fare la cosa giusta.

In questo testo delineo i fattori fondamentali di cui dobbiamo tenere conto.

Nello specifico vediamo di seguito i seguenti aspetti:

Un fenomeno psicobiologico.

Soddisfare il gusto.

L'attività fisica è essenziale.

Distribuire i pasti nella giornata.

Usare i grassi "buoni".

Uno schema quotidiano.

Il fabbisogno di energia.

L'acqua è fondamentale.

Importanza delle Proteine.

Un fenomeno psicobiologico.

Molteplici sono i fattori da tenere presenti nell'impostare in maniera corretta la propria alimentazione, considerando che, come detto in altra parte, l'alimentazione non serve solo ad apportare la pur essenziale energia che utilizziamo per vivere, ma è in realtà un complesso fenomeno psicobiologico ricco di molteplici implicazioni fisiche e psicologiche.

Soddisfare il gusto.

La prima caratteristica che qualsiasi dieta (intendendo questo termine nel suo senso originario di modo in cui si mangia) deve avere, è quella di soddisfare il "senso del gusto" della persona interessata, gratificando quindi il suo palato.

Con questo non voglio certamente dire che è opportuno mangiare solo i cibi di cui siamo golosi, ma è altrettanto vero che diete fatte solo di alimenti "*giusti*" ma **sgraditi**, non solo finiscono con il rendere la vita meno bella, ma semplicemente dopo qualche tempo vengono abbandonate.

Praticamente tutti gli alimenti a nostra disposizione e di nostro maggiore o minore gradimento possono e devono trovare posto nella nostra dieta.

Si tratta di imparare ad equilibrare i vari nutrienti in modo da soddisfare i nostri gusti ed allo stesso tempo fornire all'organismo tutto quello che gli serve.

L'attività fisica è essenziale.

Non dobbiamo mai dimenticare, poi, che apparteniamo al Regno Animale e che, quindi, il necessario complemento dell'alimentazione è l'attività fisica, senza la quale molteplici funzioni fisiologiche, processi digestivi compresi, finiscono con il peggiorare.

E' proprio l'attività fisica, infatti , che determinerà una quota consistente del nostro fabbisogno energetico, determinando di conseguenza quanto possiamo mangiare.

Distribuire i pasti nella giornata.

E' anche importante come mangiamo, ovvero come i pasti vengono distribuiti nell'arco della giornata.

Non è infatti la stessa cosa ingerire, ad esempio, 2000 K.cal tutte insieme, in un unico pasto, o assumere la stessa quantità di cibo in più pasti nell'arco della giornata.

La possibilità di ingrassare sarà maggiore nel primo caso che nel secondo, questo perché ogni volta che noi mangiamo, una parte dell'energia assunta viene "spesa" per attivare i processi digestivi. è quindi fortemente consigliato distribuire gli alimenti in più volte.

Normalmente si consiglia di effettuare 5 pasti al giorno, ovviamente non tutti uguali.

Usare i grassi "buoni".

Un mito da sfatare è che tutti i grassi facciano male. In realtà sono i grassi animali quelli rischiosi per la salute, mentre i grassi vegetali, ovvero gli oli ed in particolare l'olio di oliva, oltre a svolgere funzioni fondamentali, contribuiscono a mantenere pulite le nostre arterie.

Uno schema quotidiano.

Uno schema quotidiano di alimentazione corretta in Zona potrebbe quindi essere il seguente:

Prima colazione (assolutamente indispensabile la mattina, al risveglio)

Seconda colazione a metà mattina, per non avere troppa fame a pranzo

Pranzo (con una abbondante dose di verdure oltre alle proteine)

Merenda a metà pomeriggio, per non avere troppa fame a cena

Cena (con una abbondante dose di verdure oltre alle proteine)

ELIMINARE I FUORI PASTO

Il fabbisogno di energia.

La crescita del nostro corpo dipende dall'alimentazione corretta e di conseguenza l'apporto alimentare deve essere adeguato ai fabbisogni, sia da un punto di vista energetico, ovvero le calorie, sia da un punto di vista della composizione percentuale delle varie sostanze.

Nel corso dei primi 20 anni di vita abbiamo bisogno di 2.500 Kg di Glucidi (zuccheri e carboidrati sono sinonimi), 300 kg di proteine, 625 kg di lipidi (cioè grassi), 2.500.000 litri di ossigeno e 33.000 litri di acqua, oltre a vitamine e sali minerali.

L'acqua è fondamentale.

Dal momento che un adulto elimina circa 2,5 litri d'acqua al giorno tra urine, sudore, feci e vapore acqueo emesso con la respirazione, è evidente come queste perdite debbano essere compensate con l'alimentazione: anche se la maggior parte degli alimenti contiene una buona quantità d'acqua come ad esempio la frutta e la verdura, che ne contengono il 90 %, la carne il 70 %, il pane il 35 %, bisogna berne almeno un litro e mezzo al giorno.

L'acqua è necessaria per non appesantire il lavoro dei reni, per idratare i tessuti e per eliminare tossine.

Importanza delle Proteine.

Per quanto riguarda l'apporto proteico, necessario alla costruzione delle proteine di cui sono fatti i tessuti del corpo umano, ricordiamo che solo le proteine contengono atomi di azoto, necessari per sintetizzare le proteine stesse.

Per avere un'idea della percentuale di proteine contenute in alcuni cibi ricordiamo che circa 50 grammi di esse sono contenuti in 5 uova, in circa 1 litro e mezzo di latte, in 200 grammi di formaggio o di legumi secchi.

Non tutte le proteine sono però simili, dato che varia la percentuale degli aminoacidi che le compongono: vi sono quelle di origine animale e quelle di origine vegetale (ad esempio quelle della soia).

E poiché le proteine contenute nei diversi cibi sono tra loro diverse come composizione e percentuale di aminoacidi costituenti, conviene mescolare alimenti proteici di vario tipo per ottenere il giusto equilibrio.

Se poi si è Vegani, sarà necessario effettuare il corretto dosaggio delle proteine vegetali da legumi, in primo luogo soia e lupino, per una alimentazione correttamente in Zona.

LE UNITA' DI MISURA
DELLA ZONA

Come fare a comporre un pasto o uno spuntino?

Molto semplicemente basta usare il metodo dei **Blocchi** e dei sottomultipli, i **blocchetti** o **miniblocchi**.
Come abbiamo visto, il rapporto tra i 3 macronutrienti è il famoso 40/30/30.

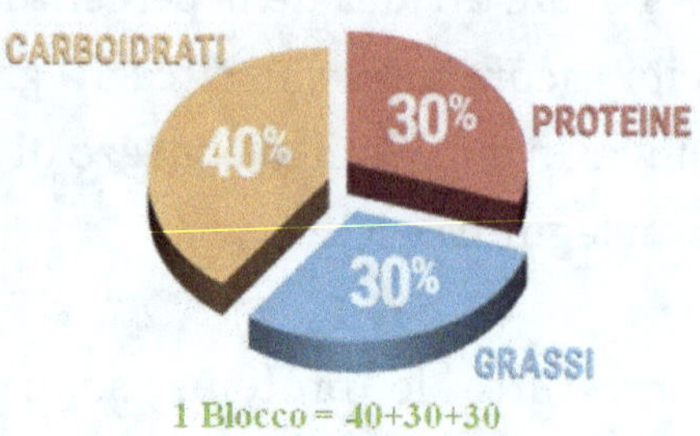

La **Dieta Zona** è troppo complicata, troppo cervellotica ?
Secondo me **è vero assolutamente il contrario.**

Se ci pensiamo un attimo ci rendiamo conto che il presupposto della **Zona** da rispettare, in fondo, è solo uno, cioè la sua *unità di misura*, il **Blocco.**

Prova per un attimo a pensare di dover misurare una lunghezza senza sapere cosa è un Metro e come è diviso in Centimetri o di dover misurare un peso senza sapere cosa sia il Chilogrammo e la sua divisione in Ettogrammi.

Come è strutturato un Blocco

Lo stesso avviene con il **Blocco** che è l'unità di misura della **Dieta**

Zona e con i **Blocchetti o Miniblocchi** che sono le sue suddivisioni. Da dove nasce questa unità di misura?

Dal semplice fatto che la **Dieta Zona** ci dice che tutte le volte che mangiamo, indipendentemente dalla quantità, il rapporto tra i tre **Nutrienti, Carboidrati, Proteine e Grassi** deve stare sempre nella stessa proporzione, cioè **40% di Carboidrati, 30% di Proteine e 30% di Grassi**.

Il significato di 40/30/30

Quindi 40 + 30 + 30 = 100% pari ad 1 blocco (o multipli) e i 3 valori 40, 30 e 30 sono le frazioni, cioè i Miniblocchi o Blocchetti.
In base al contenute energetico di Carboidrati, **Proteine** e Grassi, poi, affinché la proporzione sia rispettata, basterà consumare **9g.** di **Carboidrati** (1 blocchetto di C) con **7g.** di **Proteine** (1 Blocchetto di P) e **3 g.** di Grassi (1 blocchetto di G).

Quindi:
1C +1P + 1G = 1 Blocco
2C +2P + 2G = 2 Blocchi
3C +3P + 3G = 3 Blocchi
4C +4P + 4G = 4 Blocchi
E così via

Non è difficile, vero?

Diciamo che una donna media necessita di 11 blocchi al giorno ed un uomo medio di 13/14.

Sono però solo valori assolutamente indicativi perché l'attività fisica ed altre variabili possono modificare questi valori anche in modo notevole.

Ma a quanto cibo reale corrisponde 1 blocco?
Per stabilirlo esistono delle semplici tabelle divise per Carboidrati,
Proteine, Grassi ed Alimenti a composizione mista.
Più oltre darò alcune precisazioni necessarie.

TABELLE DELLE PROTEINE

MINIBLOCCHI DI PROTEINE DI ORIGINE ANIMALE
(circa 7 g di proteine ogni dose)
MIGLIOR SCELTA

PRODOTTI DELLA PESCA	peso
baccalà secco, caviale	25g
acciuga o alice sott'olio o sotto sale, baccalà ammollato, salmone affumicato, tonno fresco, in salamoia, sott'olio sgocciolato	30g
aringa affumicata e sotto sale, carpa, stoccafisso ammollato, occhiata, orata, salmone in salamoia, sardina, scorfano, sgombro o maccarello in salamoia, storione, filetti di trota di allevamento	35g
salmone fresco, sgombro o maccarello fresco, sogliola, spigola selvatica, suro o sugarello, tinca	40g
aragosta, aringa fresca, pesce gatto, pesce persico, pesce spada, rombo, triglia	45g
anguilla d'allevamento, filetti, seppia, trota	50g
calamaro, capitone	55g
anguilla di fiume, cozze o mitili	60g
vongole	70g
FORMAGGI	peso
fior di latte, mozzarella vaccina,	35g
caciottina fresca,	40g
feta, formaggi light	45g
cacio ricotta di capra	60
ricotta di bufala	65
fiocchi di formaggio magro	70
formaggi cremosi spalmabili light, ricotta di pecora	75
ricotta vaccina	80
UOVA	quantità
albumi	2

MINIBLOCCHI DI PROTEINE DI ORIGINE ANIMALE
(circa 7 g di proteine ogni dose)
DISCRETA SCELTA

FORMAGGI (non serve la dose di grassi aggiunti)	peso
grana, parmigiano	20g
caciotta roana, di pecora, groviera, provolone	25g
fontina, scamorza	30g
brie, caciottina vaccina, camembert, gorgonzola, italico, robiola, taleggio	35g
mozzarella di bufala, stracchino	40g
crescenza	45g
UOVA	quantità
intero	1

MINIBLOCCHI DI PROTEINE DI ORIGINE ANIMALE
(circa 7 g di proteine ogni dose)
CATTIVA SCELTA

FORMAGGI (non serve la dose di grassi aggiunti. se ! particolarmente grasso)	peso
caciocavallo,	20
emmenthal, formaggio molle da tavola, latteria, pecorino, pecorino romano e siciliano	25
burrini !, butirro calabro, caciotta mista, caciotta toscana	30
mascarpone !	90
UOVA	quantità
tuorlo	2

ALIMENTI A COMPOSIZIONE MISTA DI ORIGINE ANIMALE
MIGLIOR SCELTA

LATTE E YOGURT	peso	blocchi
latte vaccino fresco ed UHT parzialmente scremati, yogurt bianco magro	200ml	1 completo

Prima di proseguire con i miniblocchi di carboidrati e grassi, vediamo adesso **le proteine per vegani**, ovviamente solo di origine vegetale.

PROTEINE VEGANE

SOIA E DERIVATI
MIGLIOR SCELTA

SOIA	peso	miniblocchi proteine	miniblocchi carboidrati	miniblocchi grassi
fagioli	40g	2	1	2.5
farina	40g	2	1	3
germogli	300g	2,5	1	1,5
latte (senza zucchero aggiunto)*	240g	1	-	1,5
Yogurt (senza zucchero aggiunto)*	140g	1	0,5	1,5
tempeh*	45g	1	-	1
tofu*	32g	1	-	1,5

*Valori indicativi. I prodotti a base di soia hanno una estrema variabilità nel contenuto di macronutrienti. È importante controllare sempre i valori nutrizionali indicati dalle confezioni.

ALIMENTI A COMPOSIZIONE MISTA
DISCRETA SCELTA

CEREALI E DERIVATI	peso	miniblocchi carboidrati	miniblocchi proteine
germe di grano	15g	1	mezzo
grano duro e tenero	15g	1	un terzo

N.B. Le tabelle della dieta Zona, seguite anche da noi, considerano i legumi come carboidrati.

In realtà questo non è esatto.

A titolo di esempio riportiamo i valori per 100g dei nutrienti contenuti in alcuni legumi:

100g fagioli cannellini secchi crudi.

Proteine 23,4g (3 miniblocchi abbondanti).

Grassi 1,6g (mezzo miniblocco).

Carboidrati disponibili 45,5g (5 miniblocchi).

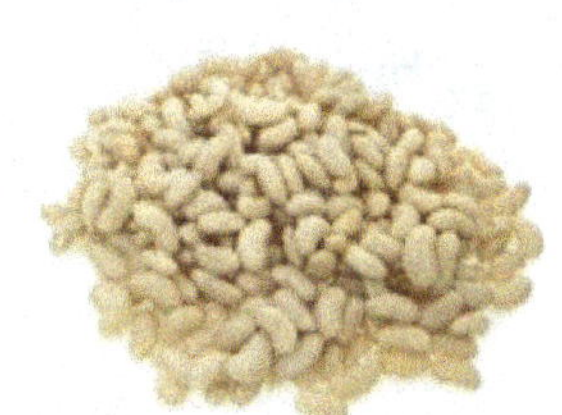

100g ceci secchi crudi. Proteine20,9g (3 miniblocchi). Grassi 6,3g (2 miniblocchi). Carboidrati disponibili 46,9g (5 miniblocchi).

100g lenticchie secche crude. Proteine22,7g (3 miniblocchi abbondanti). Grassi 1g (un terzo di miniblocco). Carboidrati disponibili 51,5g (5,5 miniblocchi).

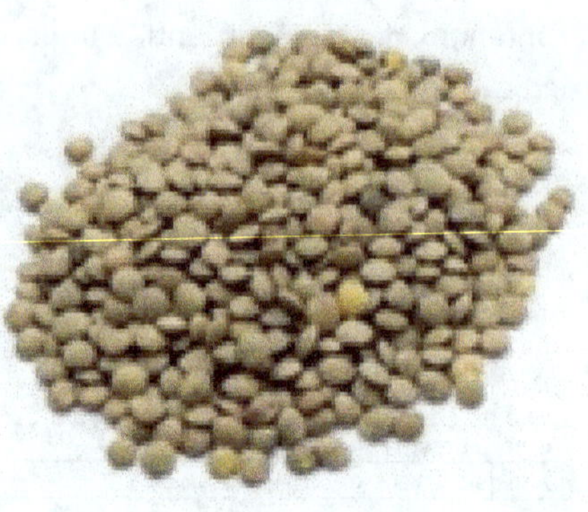

100g lupini ammollati. Proteine 16,4g (2,5 miniblocchi). Grassi 2,4g (1 miniblocco scarso). Carboidrati disponibili 7,1g (1 miniblocco scarso).

Naturalmente la maggior parte degli alimenti hanno una composizione mista anche se, nella maggior parte dei casi, queste differenze hanno scarso significato.

Se si vuole conoscere la composizione esatta di un alimento è possibile consultare il sito dell' **Istituto Nazionale di Ricerca per gli Alimenti e la Nutrizione.**

PROTEINE PER VEGANI

Come abbiamo visto nell'introduzione ci dobbiamo procurare il 30% delle Calorie provenienti da Proteine che, ovviamente, saranno solo di origine vegetale.

Nelle tabelle sopra riportate ed anche nella nota sono chiaramente indicate queste fonti proteiche con la loro suddivisione in blocchetti o miniblocchi.

Importante dire che la dieta a Zona Vegana, oltre ad essere un regime alimentare ed un vero e proprio stile di vita, porta ad un aumento della propria Consapevolezza, partendo proprio dalla selezione del cibo da consumare, nonché dalla pratica di una adeguata attività fisica e dall' adozione di tecniche di rilassamento e/o meditazione.

Anche il rispetto per il Pianeta Terra non è da sottovalutare.

Oltre a ciò, la Zona Vegana può anche essere adatta per chi vuole seguire una dieta senza glutine, poiché la dieta cerca di limitare alimenti a base di grano, orzo e segale.

La Zona Vegana si adatta facilmente anche alla dieta Mediterranea (quella vera !) dato che privilegia frutta e verdura freschi e quando possibile crudi (come postulato dalla dieta Crudista o del Raw food)

Come procurarsi il 30% di apporto energetico proveniente da proteine vegetali?

Non c'è che l'imbarazzo della scelta!

Ricordiamo che:

(**1P, 1C, 1G** = rispettivamente a **1 miniblocco o blocchetto** di Proteine, di Carboidrati, di Grassi)

*N.B. **i prodotti a base di Tempeh e Tofu hanno una certa variabilità nei contenuti di nutrienti.***
È consigliabile consultare sempre le tabelle nutrizionali dei singoli prodotti.

Prima di intraprendere una dieta Vegetariana o **Vegana** con l'uso di Soia è bene accertarsi di non essere allergici a questo alimento.

Ecco alcune fonti Proteiche Vegetali in Zona

Latte di soia

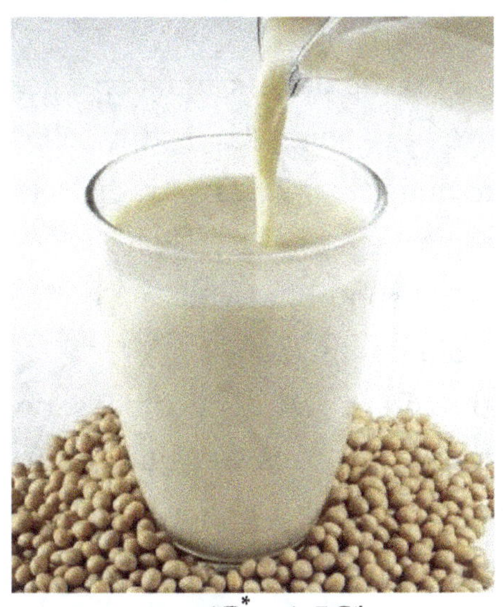

Sostituisce egregiamente il latte di origine animale, è una buona fonte di proteine.

Si ottiene dalla spremitura dei fagioli di soia gialla.

Si trova nei supermercati sia al naturale o aromatizzato (*preferire il primo e senza zuccheri aggiunti*).

Stando alle tabelle ufficiali della **Zona**, 240g di latte di soia contengono 1P* + 1,5G*.

Per fare un esempio, uno spuntino da un blocco potrà quindi essere costituito da 240g di latte di soia cui aggiungere mezza mela(90g) pari ad 1C.

Non si aggiungeranno invece grassi.

Yogurt di soia

140g contengono 1P *+ 0,5C* + 1,5G*.

Riprendendo l'esempio di sopra, basterà aggiungere uno spicchio di mela per uno spuntino da un blocco. Un modo semplice per essere in Zona Vegana.

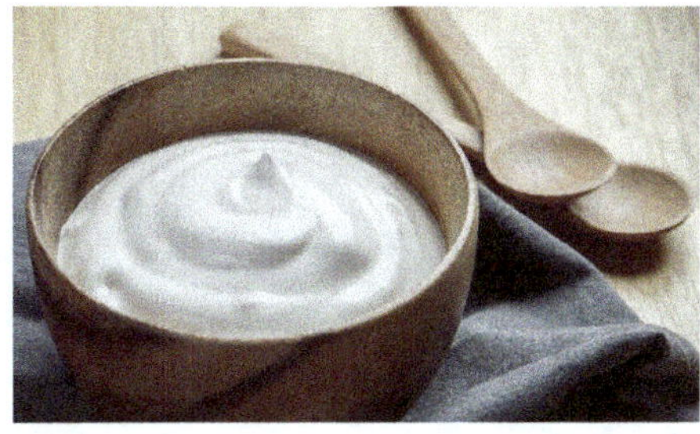

Tofu

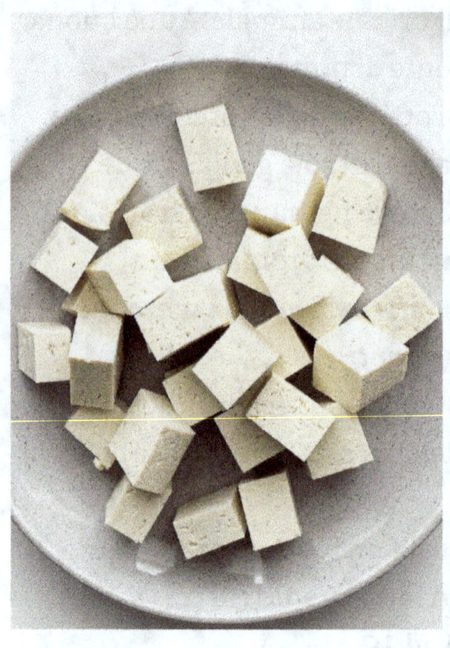

Si ottiene dalla cagliatura del latte di soia ed è un cibo proveniente dalla tradizione orientale.

È disponibile in molte preparazioni.

Non tutti i tipi di tofu possono essere consumati allo stato naturale e sono più gradevoli quando vengono aromatizzati con le erbe o se utilizzati per farcire torte salate e dolci.

Sempre in base alle Tabelle, 32g di Tofu contengono 1P* + 1,5G*.

Se quindi dobbiamo fare un pasto da 3 blocchi basterà mangiare 90/100g di Tofu cui dovremo aggiungere 3C, usando ad esempio 300g di ciliege ed una quantità a volontà di verdure tipo radicchio, lattuga e finocchi (ininfluenti da un punto di vista glicemico).

Potremo condire il tutto con limone ed aceto, dato che *i Grassi sono già un pò troppo abbondanti*, anche se si tratta comunque di grassi vegetali.

Seitan

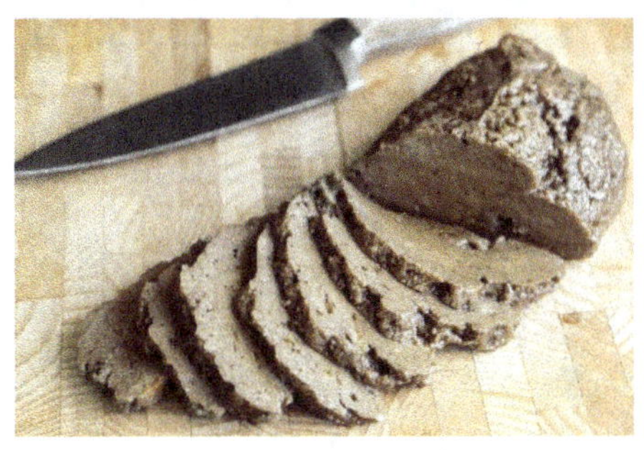

E' un alimento ricco di proteine e si ricava dalla proteina del frumento, il glutine.

Si tratta quindi di un alimento inadatto a chi è celiaco. Lo si trova in diverse preparazioni, affettato, a spezzatino, etc.

Venti grammi di Seitan fresco forniscono 1P, mentre la quantità di Carboidrati e Grassi è davvero trascurabile.

Purtroppo il Seitan ha una composizioni in Aminoacidi (i mattoni costituenti le proteine) non bilanciata e sarebbe quindi meglio consumarlo assieme ad altre fonti proteiche.

Proteine vegetali ristrutturate

Si tratta di un alimento proveniente da soia disidratata, venduto sotto forma di spezzatino o di polpette.

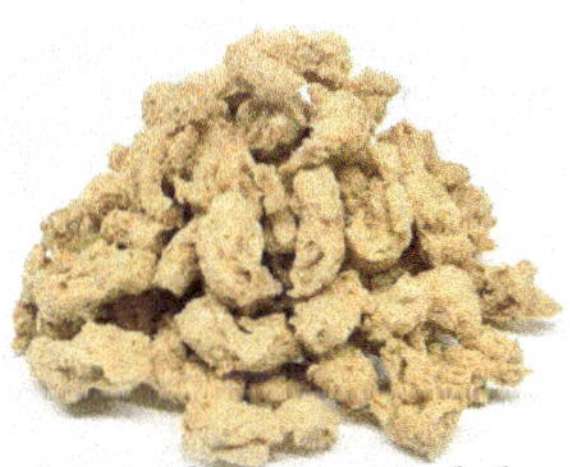

Va fatto rinvenire facendolo bollire nel brodo vegetale per qualche minuto o anche semplicemente in acqua, strizzandolo bene.

Tempeh

Una vera miniera di proteine, è ottenuto dai fagioli di soia gialla fermentati.

Si trova confezionato a fette e si può preparare in vari modi.

45g di Tempeh contengono 1P + 1C.

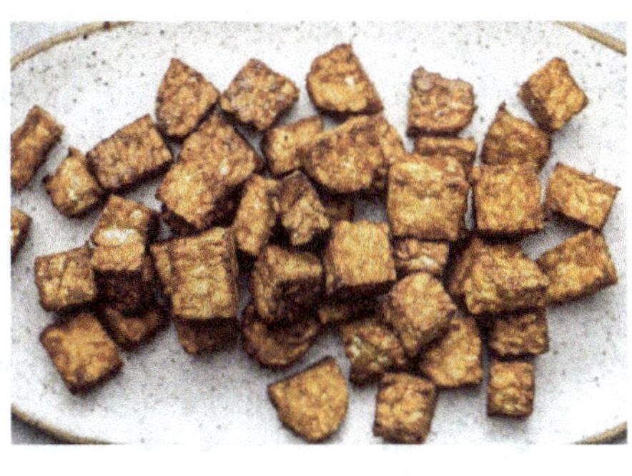

In un pasto da tre blocchi useremo quindi 130/140 g di

questo alimento senza aggiungere grassi, che sono già bilanciati, ed aggiungendo 3C , ad es. 300g di asparagi (oltre ad una quantità a volontà di verdure tipo radicchio, lattuga e finocchi, ininfluenti da un punto di vista glicemico) e 340g di Fragole.

Hamburger e polpette vegetali.

Fatti da una miscela di ingredienti quali seitan, cereali, proteine di soia ristrutturate, verdure (attenti a quelle contenenti anche uova e formaggio).
Venduti al banco frigo di molti supermercati.

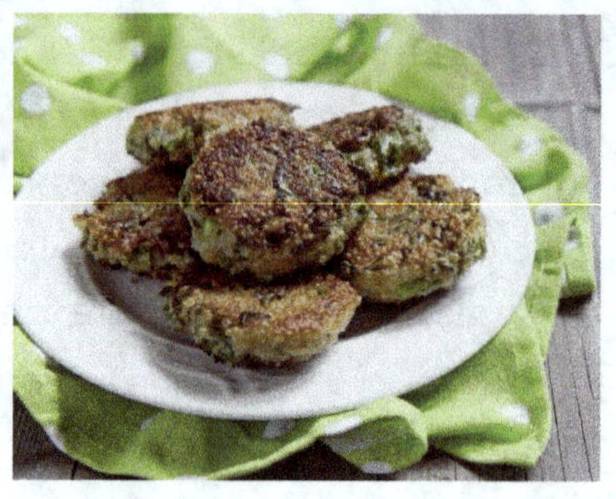

Lievito in scaglie.

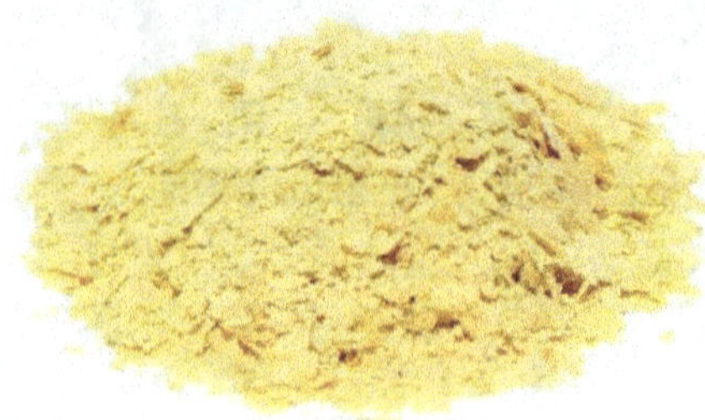

Si tratta di una fonte ottima sia di proteine che di minerali e vitamine.
Viene utilizzato come variante del formaggio, è buono con l'insalata.

Proviene dalla lavorazione del lievito di birra (*fungo della specie Saccharomycies cerevisiae*) che è fatto essiccare o liofilizzato e poi venduto in scaglie.
Non è adatto per fare pane o dolci, ma è usato a crudo come sostituto alimentare soprattutto dei latticini, al posto del formaggio grattugiato per condire pasta, riso e verdure.
ATTENZIONE! I celiaci possono trovarlo anche in una

composizione senza glutine, ma per esserne sicuri bisogna controllare l'etichetta.

Utilizzare in modo eccessivo questo ingrediente può portare a delle controindicazioni da non sottovalutare perché può creare una reazione di intolleranza ai lieviti.

Non superare i 3-6 cucchiaini al giorno.

Si compra in negozi biologici, in erboristeria, ma anche online.

Molto ricco di proteine, fibre, ferro, aminoacidi essenziali e vitamine del gruppo B.

La sua corretta assunzione aiuta l'attività intestinale e ha effetti benefici anche sulla crescita di unghie e capelli e sulla bellezza della pelle.

100 g di lievito contengono 6P (abbondanti).

Ne bastano circa 17g per avere i blocchetto di Proteine (1P).

I soliti 100g contegono 5C scarsi ed 1G soltanto.

Un alimento davvero interessante, magari da miscelare ad altre fonti proteiche meno ricche di proteine

Muscolo di grano.

Viene chiamato anche *Carne vegetale*.

È formato dal glutine di frumento e dalla farina di legumi.

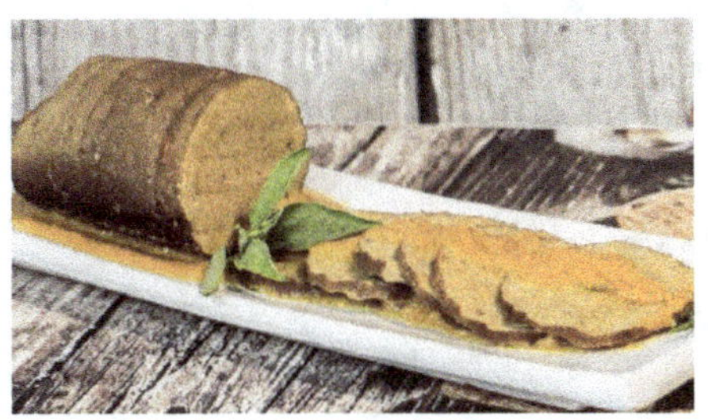

Viene utilizzato per scaloppine, spezzatini, etc.

Anche con questo prodotto il celiaco deve fare attenzione.

Il muscolo di grano è adatto per l' alimentazione dei vegetariani, dei vegani e di tutti quelli che vogliono ridurre l'apporto di proteine animali nella propria alimentazione.

Frutta secca.

i tratta di alimenti importanti sono solo sotto il profilo proteico.

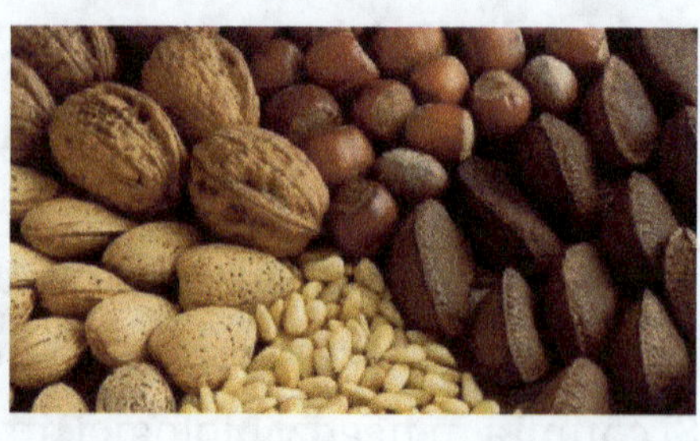

Le Noci contengono 24,06 g di proteine ogni 100 g, le mandorle 21,22 g di proteine ogni 100 g., i pistacchi 20,95 g di proteine ogni 100 g.

Interessanti anche arachidi, pistacchi etc.

Lupini

I vegani spesso prendono come fonte di proteine la soia, cosa ovviamente giusta, ma se consideriamo i Lupini ci accorgiamo che sono legumi altamente energetici e

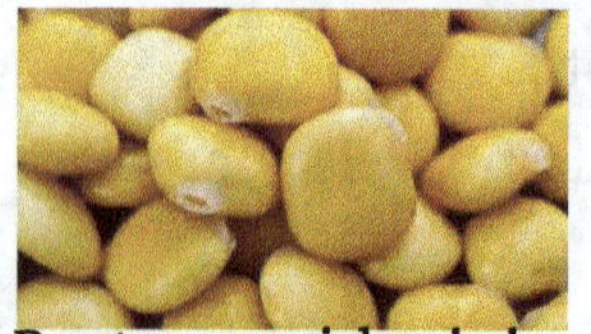

fanno parte a buon diritto della dieta Mediterranea, oltre che in quella Vegana in Zona.

Purtroppo i lupini vengono spesso considerati prevalentemente solo come snack piuttosto che come alimenti veri e propri.

In realtà si tratta solo di vecchie abitudini che hanno svalutato questo prezioso alimento.

I lupini apportano 114 kcal per 100 grammi di prodotto, con il 69% di acqua, il 16,5% di proteine, il 7% di carboidrati ed il restante 6,5% diviso tra fibre e grassi.

Si tratta quindi di fonti proteiche davvero notevoli.

Questi valori significano che in 100g di lupini abbiamo 2 blocchetti o miniblocchi abbondanti di Proteine ed 1 blocchetto scarso di Carboidrati con un altro blocchetto circa di Grassi.

Oltre al lupino in quanto tale si trovano ottimi prodotti confezionati come il **Salamino di Lupino**.

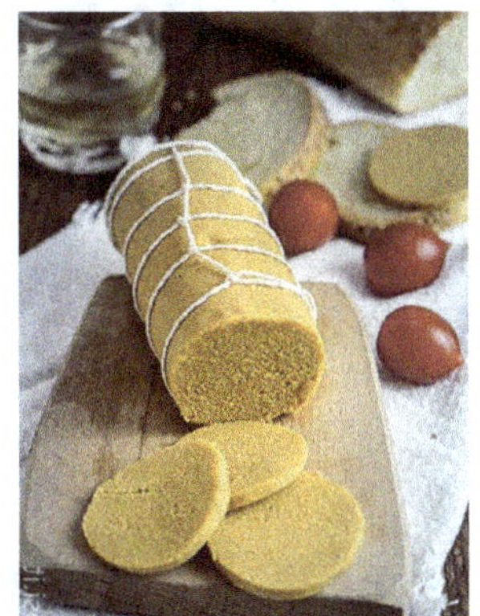

Semi. Semi di zucca

(30,23 g di proteine ogni 100 g di prodotto).

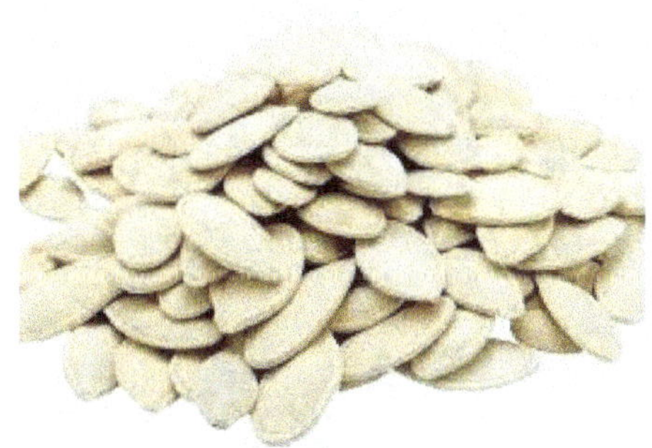

uesto alimento è particolarmente indicato per gli uomini dati i ben noti effetti benefici che hanno sulla **prostata**, semi di girasole (17,28 g di proteine ogni 100 g di prodotto).

* Per i prodotti a base di Soia, data la loro variabilità, controllare sempre le tabelle nutrizionali

N.B. Una Dieta rigorosamente Vegana potrebbe richiedere una integrazione con Vitamina B12.

Parlarne con il proprio medico è sicuramente utile.

Nella parte terminale del libro si parla di un vegetale, il germoglio di Bambù che, pur essendo meno ricco di proteine dei legumi, ha comunque un contenuto interessante e molte altre proprietà terapeutiche che ne consigliano l'uso.

I GRASSI PER LA DIETA ZONA

Passiamo adesso ai grassi sia per vegetariani che per vegani.

MINIBLOCCHI DI GRASSI*
(circa 1,5 g di grassi ogni dose)
MIGLIOR SCELTA

***N.B.**un miniblocco di grassi è costituito da 3 g.

In queste tabelle si indicano le dosi dei vari alimenti che contengono in realtà 1,5g di grassi.
Questo è dovuto al fatto che se i vegetariani usano proteine come i formaggi o le uova, queste contengono già grassi al loro interno.

Anche il pesce contiene dei grassi ma di qualità migliore e quindi anche piccoli eccessi non sono importanti.
Diverso è il discorso per i Vegani che **NON** usano prodotti di origine animale e che, quindi, possono usare valori doppi di quelli scritti nelle tabelle, cioè i valori interi.

Consideriamo quindi queste le dosi di grassi da aggiungere, salvo negli alimenti in cui, consultando la tabella dei miniblocchi di proteine, sia espressamente detto di non aggiungerli.

GRASSI	peso	quantità
olio extravergine d'oliva	1,5g	1/3 cucchiaino
noci secche e di pecan	2g	1
nocciole	2,5g	3
noci fresche	2,5g	1
pistacchi	2,5g	6
anacardi	3g	3
arachidi	3g	6
pinoli	3g	8
mandorle	3g	
olive conservate, olive nere	5g	3
avocado	6g	
olive verdi	10g	3

***ricordare di raddoppiare i valori se si usano fonti proteiche vegetali**

MINIBLOCCHI DI GRASSI*

(circa 1,5 g di grassi ogni dose)

DISCRETA SCELTA

GRASSI	peso	quantità
maionese light vegetale	6g	
olio di arachidi e di sesamo	1,5g	1/3 cucchiaino

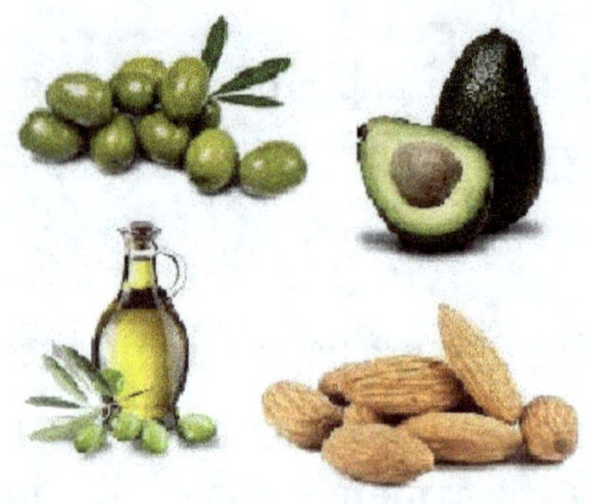

1,5g di Olio d'oliva, 3g di Mandorle, 6g di Avocado, 10g di Olive verdi.

N.B questi valori sono dimezzati rispetto a quelli effettivi di un blocchetto di grassi, perché si presume che dei grassi siano stati già consumati con le proteine

I CARBOIDRATI PER LA DIETA ZONA

Vediamo di seguito le tabelle di composizione dei Carboidrati.

Si tratta, come prima detto, di alimenti tutti di origine vegetale, ma questo non ci esime dal doverli usare con attenzione.

Le tabelle, quindi, sono divise in base al diverso livello qualitatito, direttamente legato all'indice glicemico di ogni alimento.

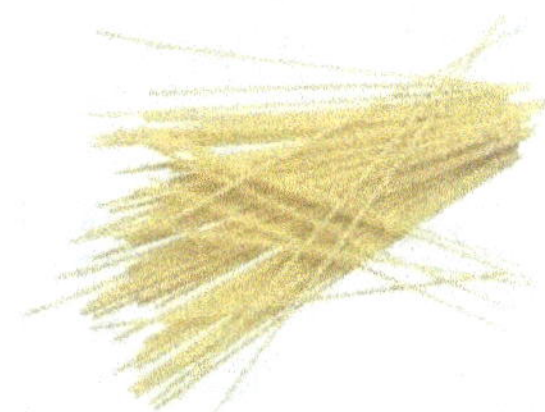

Il pezzo forte delle ricette italiane. Un blocchetto di carboidrati ne contiene solo 10g.

Mentre non c'è nessun problema ad utilizzare i carboidrati classificati come miglior scelta, tanto che molte verdure come insalate, radicchi, zucchine e cetrioli, solo per citarne alcuni, possono anche essere consumati tranquillamente in dosi superiori a quanto indicato nelle tabelle, altri carboidrati come pane, pasta, riso, specialmente se non integrali, devono essere utilizzati nelle dosi indicate, preferibilmente non troppo spesso.

Non si tratta solo dell'indice glicemico degli alimenti che fa sconsigliare i prodotti raffinati provenienti dalla farina, ama anche il fatto che, proprio per questo motivo, la quantità che possiamo usare per ogni miniblocco di carboidrati è veramente ridotta e rischiamo di fare la fame.

MINIBLOCCHI DI CARBOIDRATI
(circa 9g di carboidrati ogni dose)
MIGLIOR SCELTA

LEGUMI (vedi anche tabella miniblocchi alimenti a composizione mista)	peso crudo	peso cotto
fave e lenticchie secche	15g	40-50g
borlotti, cannellini, ceci, fagioli dall'occhio ed in generale fagioli secchi	20g	50-60g
borlotti freschi	40g	
borlotti in scatola, scolati	55g	
lenticchie in scatola, scolate	60g	
lupini ammollati	125g	
fave fresche	200g	160g
fagiolini	380g	360g
VERDURE. TUBERI, ERBE AROMATICHE	peso crudo	peso cotto
finocchi, fiori di zucca, funghi coltivati, prataioli, insalata, cicoria, lattuga, radicchio verde, tartufo nero	liberi	
conserva di pomodoro	45g	
cipolline	100g	
peperoni gialli e rossi	130g	
peperoni verdi	150g	
cipolle	160g	
menta, porri	170g	
funghi coltivati, pleurotes	200g	
cavolini di Bruxelles	215g	190g
rucola, sedano rapa	230g	
rape	240g	230g
pomodori maturi , tarassaco o dente di leone	250g	
asparagi di campo	270g	
broccolo a testa	290g	
asparagi di serra	300g	290g
passata di pomodori, pomodori da insalata, pomodori San Marzano, succo di pomodori, pomodori pelati, frutto e succo	300g	
spinaci, anche surgelati	300g	260g
bieta o bietola	320g	280g
foglie di rapa	320g	
cavolfiore	330g	300g
indivia	330g	
melanzane	350g	280g
carciofi, cavolo cappuccio verde	360g	270g
sedano	380g	
agretti, verza cappuccio	400g	
cavolo broccolo verde ramoso, cime di rapa	450g	
ravanelli	500g	
cardi	530g	320g
radicchio rosso	550g	
zucchine	640g	600g
funghi coltivati, porcini	900g	

FRUTTA	peso	quantità
litchi, melagrane	50g	
mandarini	50g	1
anona, uva	60g	
mandaranci	70g	1
prugne, prugne rosse	85g	
amarene, ananas	90g	
mele	90g	metà
ciliege	100g	7
clementine, kiwi	100g	1
pere	100g	metà
arance	115g	metà
meloni d'estate, macedonia al naturale	120g	
prugne gialle	125g	
albicocche	130g	
ribes	135g	
lamponi, mele cotogne	140g	
pompelmo	145g	
nespole, pesche	150g	
passiflora	160g	
fragole	170g	
mirtilli	175g	
meloni d'inverno	180g	
babaco	200g	
cocomero	250g	
limoni	400g	
CEREALI	peso crudo	peso cotto
fiocchi d'avena	10g	
farina d'orzo e d'avena	15g	
orzo perlato	15g	60g
avena	20g	50g
orzo mondo	20g	

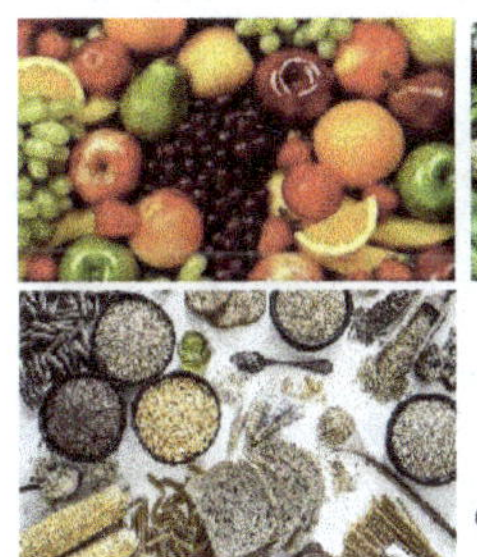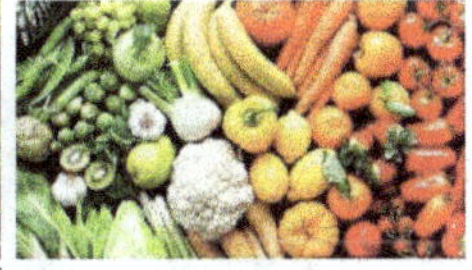

**Frutta, verdura
e graminacee
integrali i
carboidrati migliori**

MINIBLOCCHI DI CARBOIDRATI
(circa 9g di carboidrati ogni dose)
USARE CON ATTENZIONE: MENO FAVOREVOLI

LEGUMI	peso crudo	peso cotto
piselli secchi	20g	
piselli in scatola, scolati	80g	
piselli freschi	140g	120g
VERDURE E ORTAGGI	peso crudo	peso cotto
patate	50g	
patatine fritte (tipo chips)		15g
patate fritte		30g
patate arrosto		35g
patate novelle	60g	
granturco (mais) cotto		30g
carote	120g	120g
barbabietola	225g	
zucca gialla	250g	
FRUTTA	peso crudo	
albicocche e pesche disidratate, pere candite, uva secca	10g	
albicocche, castagne, mele, prugne, datteri, fichi (prodotti essiccati), ciliegie candite, disidratate	15g	
castagne	25g	
diosperi o kaki	55g	
banane	60g	
fichi d'india, mango	70g	
fichi freschi	80g	
papaia	130g	
CEREALI E DERIVATI	peso	quantità
cracker salati	10g	2
farina di grano duro, tipo 0 e 00, farina di mais, pasta all'uovo, farina di semola, semola, pasta di semola, riso brillato	10g	
fette biscottate	10g	1
fette biscottate integrali	15g	1
farina di grano duro, farina di segale, farro grissini, pane tipo 0 e 00, pane al latte, all'olio, da toast, riso integrale	15g	
pane di segale, pane integrale	20g	
pasta di semola cotta	30g	
farina di mais cotta	40g	

MINIBLOCCHI DI CARBOIDRATI
(circa 9g di carboidrati ogni dose)
USARE CON MODERAZIONE: SFAVOREVOLI

DOLCI	peso	quantità
zucchero (saccarosio)	8g	
miele	8g	mezzo cucchiaio
biscotti frollini, wafer (non serve la dose di grassi aggiunti)	10g	1
canditi, caramelle dure, caramelle tipo mou, merendine tipo pastafrolla	10g	
crostata confezionata (non serve la dose di grassi aggiunti)	10g	
fruttosio	10g	1 cucchiaino
biscotti integrali, crema di nocciole (non serve la dose di grassi aggiunti)	15g	
crostata, marmellata, merendine tipo pan di Spagna, panettone, pasta di mandorle, savoiardi, torrone alla mandorla, wafer ricoperto di cioccolato	15g	
cornetto (non serve la dose di grassi aggiunti)	15g	mezzo
babà al rum, gelato conf. con biscotto e crema	20g	
cioccolato (non serve la dose di grassi aggiunti)	20g	
croissant, sola pasta (non serve la dose di grassi aggiunti)	25g	
ghiacciolo	25g	
cono gelato, gelato al cacao, alla nocciola, alla panna	30g	
cannoli alla crema (non serve la dose di grassi aggiunti)	40g	
gelato fior di latte	45g	
BEVANDE ED ALCOLICI	peso	
superalcolici	30g	
aperitivi	50g	
aranciata, bibite tipo cola	100g	
vino	120g	
birra	180g	
SUCCHI DI FRUTTA	peso	
succo d'uva	50g	
succo di albicocca e pera	60g	
succo d'arancia	100g	

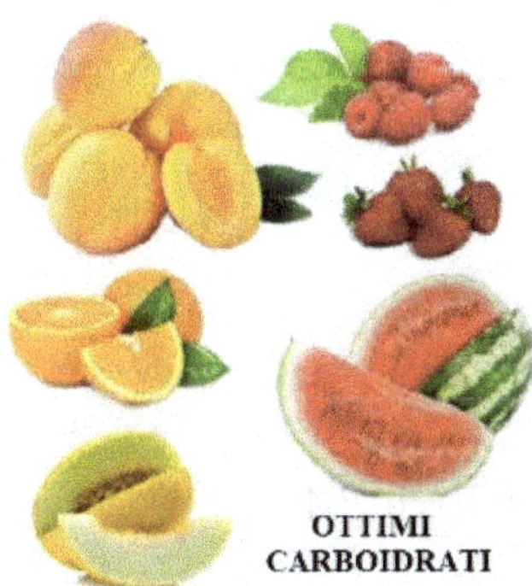

OTTIMI
CARBOIDRATI

1 blocchetto di Carboidrati: 130g di Albicocche o 140g Lamponi, o 170g di Fragole o 250g di Cocomero o 115g di arance o 180g di Meloni invernali

ESEMPI UTILI

Dopo aver visto **cosa sono i Blocchi**, è utile capire **come questi possono essere composti nella pratica quotidiana.**
Vediamo qui di seguito alcuni **esempi di Blocchi.**

Ricordiamo (*per praticità*) le abbreviazioni che usiamo
per chiamare i **Blocchetti** o **Miniblocchi**, coloro che
insieme, compongono un singolo **Blocco.**
C = **Carboidrati**
P = **Proteine**
G = **Grassi**

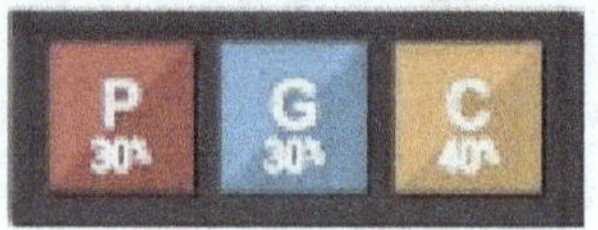

Esempi da
1 Blocco

kiwi ed emmenthal
25g di Emmenthal 1P+1G + 100g (1) di kiwi 1C

pane e tonno sott'olio
30g di tonno sott'olio sgocciolato 1P +20g di pane integrale o 2 grissini 1C + 1cucchiaino di maionese light 1G. Se si usa tonno al naturale è possibile aumentare leggermente la dose della maionese light

prosecco e parmigiano

20 g di parmigiano o grana padano 1P+1G + 120 ml di prosecco 1C (*n.b. non eccedere con l'uso degli alcolici*)

PER VEGETARIANI E VEGANI

yogurt di soia

Yogurt di soia non zuccherato 140g con 1 cucchiaino di succo d'agave 1P +1C+1G

latte di soia

120g di latte di soia non zuccherata con 1 cucchiaino di succo d'agave ½ P + ½G +½C = ½ blocco completo + 2 biscotti bilanciati 40/30/30 ½ P + ½G +½C = ½ blocco, oppure 240g di latte di soia con 2 cucchiaini di succo d'agave 1P +1C+1G 1 blocco completo

pane e salame vegano

25g di salamino di lupino 1P + ½G ½C + pane integrale 10g ½C + 2 mandorle ½ G

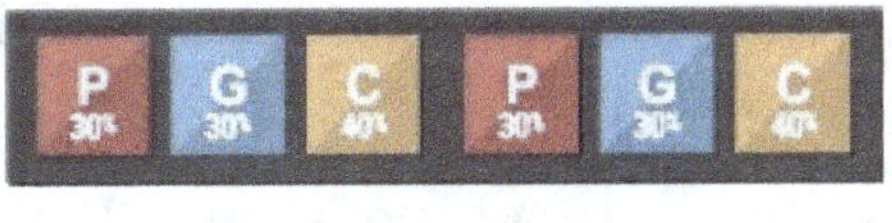

Esempi da
2 Blocchi

PER VEGETARIANI

albicocca, miele e ricotta

160g di ricotta (magra) di mucca 2P + 3 G + 130g (3) di albicocche 1C + 8g (mezzo cucchiaio) di miele 1C (*N.B. l'apporto di grassi, contenuti nella ricotta di mucca magra, è leggermente* superiore al dovuto, questo in base ai dati reali anche se, nelle tabelle ufficiali della Zona, questi grassi non *vengono considerati*).

pane, arance, tonno e salmone

usando *tonno sott'olio sgocciolato:*

20g di pane integrale o 2 grissini 1C + 115 g (1/2) arance 1C + 30g di tonno sott'olio sgocciolato 1P + ½G + 30g di salmone affumicato 1P + ½G + 1 cucchiaino di maionese light 1G.

oppure, usando *tonno al naturale:*

20g di pane integrale o 2 grissini 1C + 115 g (1/2) arance 1C + 30g di tonno al naturale sgocciolato 1P + 30g di salmone affumicato 1P + ½G + 1½ cucchiaino di maionese light 1,5G.

PER VEGETARIANI E VEGANI

latte di soia

240g di latte di soia non zuccherata con 2 cucchiaini di succo d'agave 1P + 1G + 1C = 1 blocco completo + 4 biscotti bilanciati 40/30/30 1 P + 1G + 1C = 1 blocco completo, oppure 480g di latte di soia con 4 cucchiaini di succo d'agave 2P +2C+2G 2 blocchi completi

pane e salame vegano

50g di salamino di lupino 2P + 1G + 1C + pane integrale 20g 1C + 3 mandorle o 1 noce o 3 olive 1G

yogurt di soia

Yogurt di soia non zuccherato 280g con 2 cucchiaini di succo d'agave 2P + 2C+ 2G

Esempi da 3 Blocchi

PER VEGETARIANI

fiocchi di formaggio con pomodori

210g di fiocchi di formaggio magri 3P + 2G (scarsi) + 300g di pomodori da insalata 1C + insalata libera non conteggiata + 20 g di pane integrale 1C.

Condire le verdure con 3 g di olio di oliva 1G + 1 kiwi 100g 1C.

pesce e avena

40g di avena in chicchi cucinata come il riso 2C + 120g di acciuga o sgombro sfilettati 3P + insalata e radicchi a volontà (non conteggiati) + 20g di pane integrale 1C .

Condire e cucinare con un totale di 9g di olio di oliva 3G.

polpo e patate

195g di polpo 3P in insalata con battuto di prezzemolo ed aglio (non conteggiati) + 150g di patate da mettere in insalata col polpo

3C.

Condire con 9 g di olio di oliva o 18 g di maionese light 3G.

PER VEGETARIANI E VEGANI

spezzatino di tempeh con verdure

135g di tempeh in pezzetti (fatto bollire e rinvenire in acqua) 3P + 3G + 160g di cipolle 1C + 150g di passata di pomodori 1/2C + 320g di zucchine 1/2C + 350g di melanzane 1C + salsa di soia q.b. non conteggiata.

Soffriggere la cipolla unendo salsa di soia e olio e lo spezzatino bollito e poi le verdure ricoprendo con acqua. Verso la fine della cottura aggiungere la passata di pomodoro.

melanzane alla parmigiana

525 gr melanzane 1,5C tagliate a fette di un centimetro e scottate in padella antiaderente + 450 gr passata di pomodoro 1,5C con origano + gr. 70 mozzarella light (grassi max 9%) 2P + 2G + 20 gr Parmigiano 1P + 1G + qualche foglia di basilico.

Mettere in strati melanzane e caciotta alternati nella passata, spolverare con parmigiano e gratinare a 200 gradi

carote alla crema di zucchine con tofu

120g di carote 1C + 640g di zucchine (cotte fino a che non diventano morbide) 1C + 100g di tofu 3P + 4,5G.

(l'apporto di grassi è lievemente squilibrato ma risulta occasionalmente accettabile trattandosi di grassi vegetali), 1 cucchiaino di semi di sesamo non conteggiato.

A metà cottura delle zucchine aggiungere il tofu e tostare in un tegame antiaderente i semi di sesamo.

A cottura, frullare zucchine e tofu, aggiungere i semi e le carote a fette sottili.

Si può aggiungere 20g di pane integrale o 120g di vino 1C

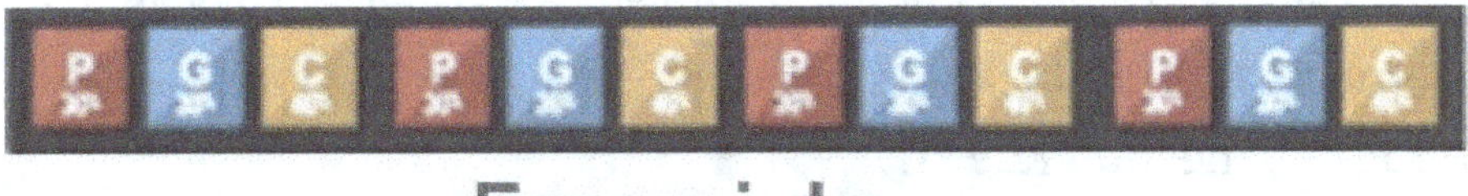

Esempi da
4 Blocchi

PER VEGETARIANI

frittata con le zucchine

frittata al forno composta da 2 uova intere 2P + 2G + 2 albumi 1P + 20 g di parmigiano grattugiato 1P + 1G con 320 g di zucchine e 250 g di ravanelli 1C.

Condire le verdure con 3g di olio di oliva 1G. In più½ la frutta composta da 260g di albicocche 2C.

Resta a disposizione un bicchiere di vino 120g 1C. Come condimento delle verdure può essere usato aceto o limone.

sogliola e bietola

160 g di sogliola ai ferri 4P + 320 g di bietole 1C condite con 1 cucchiaio di olio di oliva 9g 3G e 6 olive verdi in salamoia 1G (*valore reale*) + 20g di pane integrale 1C + 180g di mele 2 C.

fiocchi di formaggio con pomodori

280g di fiocchi di formaggio magri 4 P + 2 G + 300g di pomodori da insalata 1 C + insalata libera non conteggiata + 1 bicchiere di vino 120g 1C + 20 g di pane integrale 1C.

Condire le verdure con 6 g di olio di oliva 2 G + 1 kiwi 100g 1C.

pesce e avena

40g di avena in chicchi cucinata come il riso 2C + 160g di acciuga o sgombro sfilettati 4P + insalata e radicchi a volontà (*non conteggiati*) + 20g di pane integrale 1C .

Condire e cucinare con un totale di 9g di olio di oliva 3G e 6g di maionese light 1G.,100g di ciliegie o 50 di mandarini 1 C.

polpo e patate

260g di polpo 4P in insalata con battuto di prezzemolo ed aglio (*non conteggiati*) + 100g di patate da mettere in insalata col polpo 2 C assieme a 6 olive verdi in salamoia 1G (*valore reale*).

Condire con 9 g di olio di oliva o 18 g di maionese light 3G. 1 bicchiere di vino 1C + 100g di ciliegie o 50 di mandarini 1C.

PER VEGETARIANI E VEGANI

spezzatino di tempeh con verdure

180g di tempeh in pezzetti (fatto bollire e rinvenire in acqua) 4P + 4G + 160g di cipolle 1C + 150g di passata di pomodori 1/2C + 320g di zucchine 1/2C + 350g di melanzane 1C + salsa di soia q.b. non conteggiata.

Soffriggere la cipolla unendo salsa di soia e olio e lo spezzatino bollito e poi le verdure ricoprendo con acqua. Verso la fine della cottura aggiungere la passata di pomodoro.

Aggiungere 1bicchiere di vino 120g 1C

melanzane alla parmigiana

700 gr melanzane 2C tagliate a fette di un centimetro e scottate in padella antiaderente + 600 gr passata di pomodoro 2C con origano + gr. 87 mozzarella light (grassi max 9%) 2,5P + 2,5G + 30 gr Parmigiano 1,5P + 1,5G + qualche foglia di basilico.

Mettere in strati melanzane e caciotta alternati nella passata, spolverare con parmigiano e gratinare a 200 gradi.

carote alla crema di zucchine con tofu

180g di carote 1,5C + 960g di zucchine (cotte fino a che non diventano morbide) 1,5C + 130g di tofu 4P + 6G.(l'apporto di grassi è lievemente squilibrato ma risulta occasionalmente accettabile trattandosi di grassi vegetali), 1 cucchiaino di semi di sesamo non conteggiato.

A metà cottura delle zucchine aggiungere il tofu e tostare in un tegame antiaderente i semi di sesamo.

A cottura, frullare zucchine e tofu, aggiungere i semi e le carote a fette sottili.

Si può aggiungere 20g di pane integrale o 120g di vino 1C

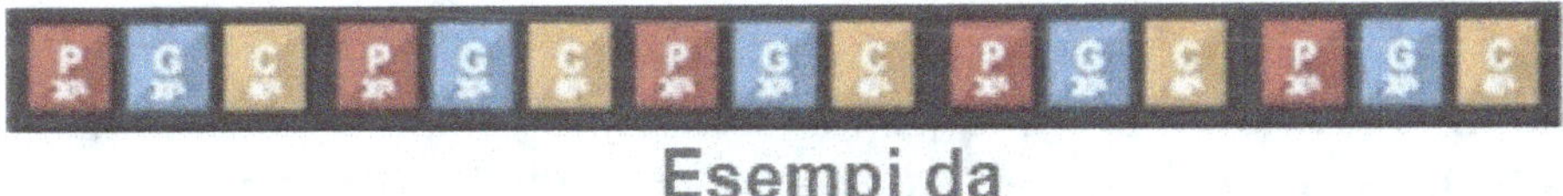

Esempi da
5 Blocchi

PER VEGETARIANI

tonno e fagiolini

150 g di tonno sott'olio sgocciolato 4 P + 2 G + 40 g di pane integrale 2C + 210 g di fagioli cannellini sgocciolati 3C con un poca

di cipolla a fettine fini -non conteggiata- + 6g di olio di oliva 2 Ge
6g di maionese light

frittata con le zucchine

frittata al forno composta da 2 uova 2P + 2G + 2 albumi 1P + 20 g di
parmigiano grattugiato1P + 1G + 30g di prosciutto cotto sgrassato
in cubetti 1P con 320 g di zucchine e 250 g di ravanelli 1C. Condire
le verdure con 6g di olio di oliva 2G. In più la frutta,composta da
260g di albicocche 2C.
Resta a disposizione un bicchiere di vino 120g 1C e 20g di pane
integrale 1C.
Come condimento delle verdure può essere usato aceto o limone

sogliola e bietola

200 g di sogliola ai ferri 5P + 320 g di bietole 1C condite con 1
cucchiaio di olio di oliva 9g 3G, 3 olive 1G e 6g di maionese light 1G
+ 20g di pane integrale 1C + 180g di mele 2 C. 1 bicchiere di vino
120g 1 C

fiocchi di formaggio con pomodori

350g di fiocchi di formaggio magri 5P + 300g di pomodori da
insalata 1C + insalata libera non conteggiata + 1 bicchiere di vino
120g 1C + 20 g di pane integrale 1C. Condire le verdure con 6 g di
olio di oliva 2 G + 9 olive sminuzzate 3G + 2 kiwi 200g 2C

melanzane alla parmigiana

875g melanzane 2,5C tagliate a fette di un centimetro e scottate
in padella antiaderente + 750 gr passata di pomodoro 2,5C con
origano + 120 gr caciottina fresca 3P + 40 gr Parmigiano 2P+2G +
9 gr di olio 3G + qualche foglia di basilico.

Mettere in strati melanzane e caciotta alternati nella passata, spolverare con parmigiano e gratinare a 200 gradi

PER VEGETARIANI E VEGANI

spezzatino di tempeh con verdure

225g di tempeh in pezzetti (fatto bollire e rinvenire in acqua) 5P + 5G + 160g di cipolle 1C + 150g di passata di pomodori 1/2C + 320g di zucchine 1/2C + 350g di melanzane 1C + salsa di soia q.b. non conteggiata. 20g di pane integrale 1C.

Soffriggere la cipolla unendo salsa di soia e olio e lo spezzatino bollito e poi le verdure ricoprendo con acqua. Verso la fine della cottura aggiungere la passata di pomodoro.

Aggiungere 1bicchiere di vino 120g 1C

carote alla crema di zucchine con tofu

240g di carote 2C + 1280g di zucchine (cotte fino a che non diventano morbide) 2C + 160g di tofu 5P + 7,5G.(l'apporto di grassi è lievemente squilibrato ma risulta occasionalmente accettabile trattandosi di grassi vegetali), 2 cucchiaini di semi di sesamo non conteggiato.

A metà cottura delle zucchine aggiungere il tofu e tostare in un tegame antiaderente i semi di sesamo.

A cottura, frullare zucchine e tofu, aggiungere i semi e le carote a fette sottili.

Si può aggiungere 20g di pane integrale o 120g di vino 1C.

ANTIOSSIDANTI

Una caratteristica dell' alimentazione vegetariana e vegana, comunque consigliata anche dalla dieta Zona, è il grande uso di frutta e verdura come carboidrati, sicuramente da preferire a pane, pasta e dolci.

Una delle conseguenze di questo stile alimentare è il fatto di assumere un gran numero di **antiossidanti.**

Vediamo di che si tratta.

Se vuoi fare il pieno di **Antiossidanti**, elementi assolutamente preziosi ed indispensabili per la nostra salute, è indispensabile consumare frutta e verdura dei **5 colori**, cioè quell'insieme di alimenti che ci fanno avere a disposizione tutti i tipi di Antiossidanti, senza avere carenze.

Per ogni colore elencato ho spiegato quali sono i possibili benefici per la tua salute, benefici che si conoscono bene in base a rigorosi studi scientifici.

Quali benefici.

Mangiare 5 porzioni giornaliere di frutta e verdura fresca di **5 colori** diversi aiuta a mantenersi in forma e a **ridurre di un terzo il rischio di sviluppare alcune gravi malattie.**

Perché? Perché i colori della dieta rappresentano un'importante fonte di benessere per la nostra salute, contribuendo al corretto funzionamento dell'organismo umano.

I vari colori rappresentano in realtà tipi diversi di **Antiossidanti.**

Rosso.

La verdura e la frutta di colore rosso si distinguono, innanzitutto, per le loro **importanti proprietà antiossidanti e per la capacità di prevenire tumori e patologie cardiovascolari, proteggendo anche il tessuto epiteliale.**

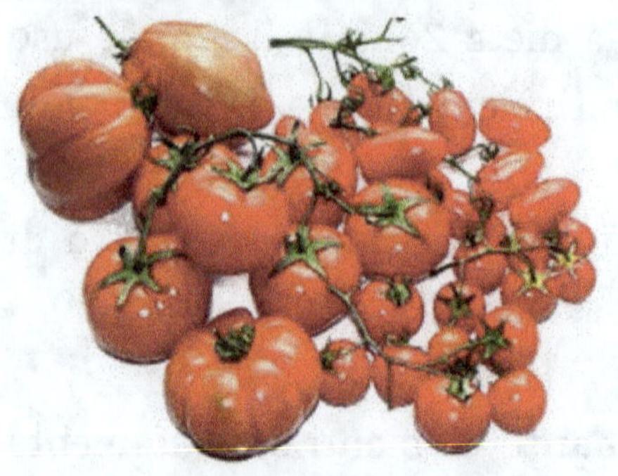

l **pomodoro e i suoi derivati sono** la maggiore fonte dietetica di **Licopene.**

Qui il Licopene rappresenta fino al 60% del contenuto totale in **Carotenoidi.**

Il contenuto in **Licopene** è influenzato dal livello di maturazione.

Nei pomodori rossi e maturi sono presenti 50 mg/kg di **Licopene**, concentrazione che scende a 5 mg/kg nelle varietà gialle.

ltre fonti naturali di **Licopene** sono meloni, guava e pompelmi rosa.

La concentrazione di **Licopene** nel siero umano dipende dall'assunzione prolungata di questi alimenti. La **biodisponibilità** del composto sembra essere più elevata nei

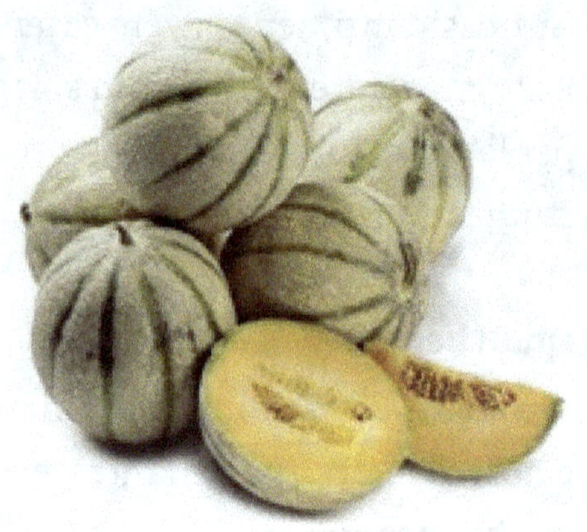

prodotti trattati termicamente come le salse di pomodoro rispetto ai prodotti crudi.

Il **Licopene**, come altri **Carotenoidi**, ha **attività di prevenzione dei tumori.**

Diversi studi attribuiscono al **Licopene** la capacità di **ridurre il rischio di cancro alla prostata** nell'uomo, e la capacità di sopprimere la crescita di cellule tumorali mammarie.

Il **Licopene**, contenuto soprattutto nel pomodoro e nell'anguria,

combatte i tumori al seno e alle ovaie nelle donne e quello alla prostata negli uomini.

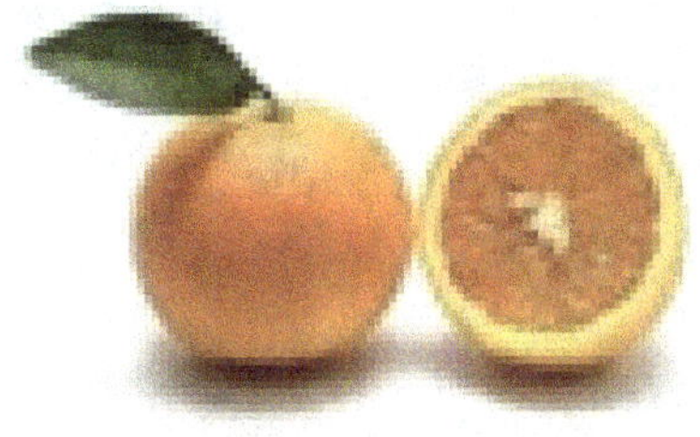

Le **Antocianine** ed i **Carotenoidi**, di cui sono particolarmente ricche arance rosse, fragole e ciliegie, sono un ottimo **coadiuvante nella cura delle patologie dei vasi sanguigni e/o fragilità capillare**, prevengono l'aterosclerosi dovuta agli alti livelli del colesterolo e potenziano la vista.

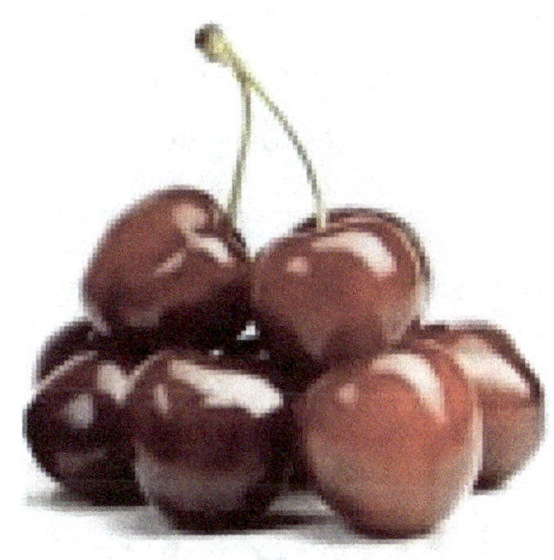

Gli alimenti rossi, inoltre, sono i più ricchi di **Vitamina C**: favoriscono la produzione di collagene, mantengono integri i vasi sanguigni, **stimolano le difese immunitarie** e la cicatrizzazione delle ferite.

La **Vitamina C** è anche uno dei principali responsabili del buon assorbimento del ferro contenuto in frutta e verdura.

Giallo-arancio.

Come gli alimenti rossi, frutta e verdura giallo arancio aiutano a prevenire tumori, patologie cardiovascolari e l'invecchiamento cellulare, potenziando anche la vista.

I **Flavonoidi** sono il segreto di questi effetti.

Queste sostanze, infatti, agiscono prevalentemente a livello gastro-intestinale, neutralizzando la formazione dei radicali liberi.

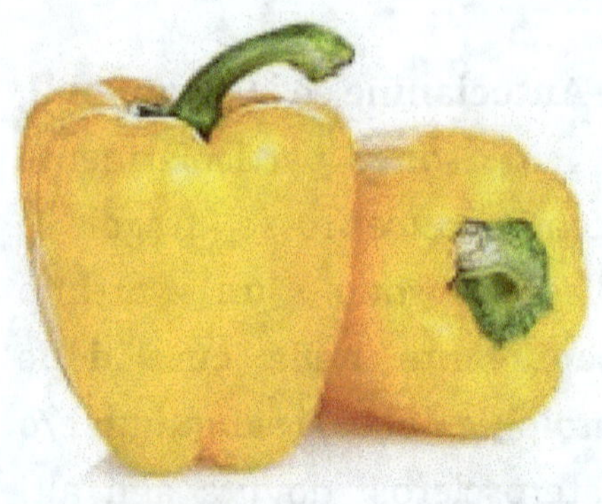

Anche l'alto contenuto di **Betacarotene** protegge l'organismo dai **danni dovuti alla presenza dei radicali liberi**: inoltre, viene assorbito con i grassi senza rischi di sovradosaggio, come può invece accadere attraverso un uso eccessivo di integratori dietetici.

Il **Betacarotene** ha anche una potente azione provitaminica ed antiossidante ed è precursore della **Vitamina A,** importante per la crescita, la riproduzione, il mantenimento dei tessuti e le funzioni immunitarie.

eperoni, limoni ed arance, sono particolarmente ricche di **Vitamina C** ed hanno un elevata funzione antiossidante e contribuiscono alla produzione del collagene. Infine, le **Antocianine** contenute in questi alimenti (arance soprattutto) svolgono un'azione

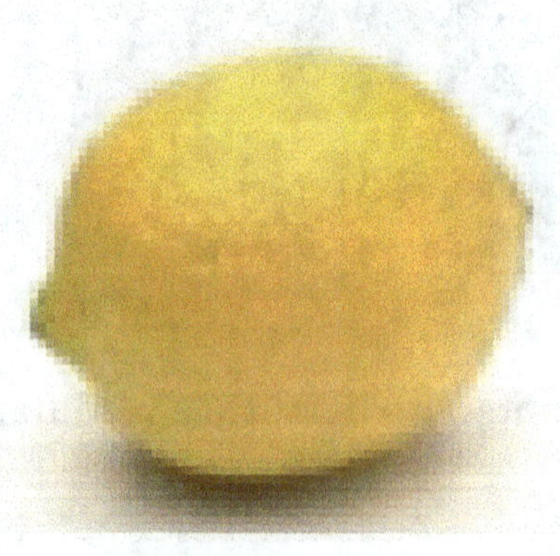

antinfiammatoria, antitumorale ed **anticoagulante**.

Verde.

La **Clorofilla**, responsabile del colore verde di frutta e verdura, ha una potente **azione antiossidante**, mentre i **Carotenoidi** contenuti in questi alimenti aiutano l'organismo a difendersi e **prevenire le patologie coronariche** e molti tipi di tumore; inoltre, sono responsabili della vista e dello sviluppo delle cellule epiteliali.

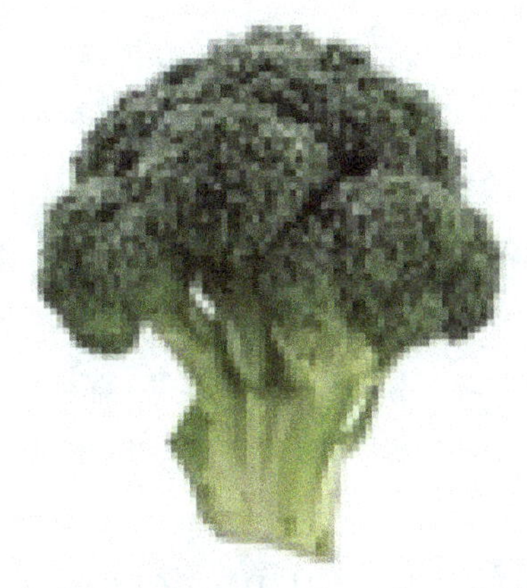

Questi alimento sono particolarmente ricchi di **Magnesio,** un minerale molto importante.

Il Magnesio favorisce il metabolismo dei carboidrati e delle proteine, stimola l'assorbimento del **Calcio**, del **Fosforo**, del **Sodio** e del **Potassio**, regola la pressione dei vasi sanguigni e la trasmissione dell'impulso nervoso.

Gli ortaggi a foglia verde sono una grande fonte di **Acido Folico** (e di Folati), utili come strumento di prevenzione contro l'aterosclerosi e, nel caso dei neonati, del **rischio** di **incompleta chiusura del canale vertebrale durante la gravidanza.**

Broccoli, prezzemolo, spinaci e kiwi sono molto ricchi di **Vitamina C**: favoriscono quindi l'assorbimento del ferro contenuto nella frutta e nella verdura, hanno proprietà antiossidanti ed aiutano a

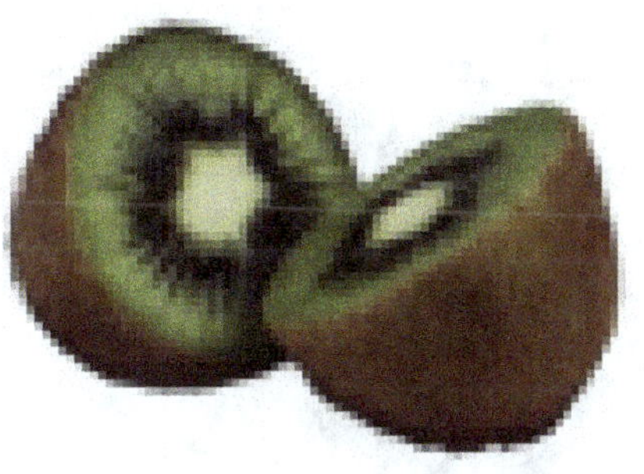

prevenire malattie cardiovascolari, neurologiche e tumori.

Blu-viola.

Gli alimenti blu-viola, oltre a proteggere la vista (soprattutto

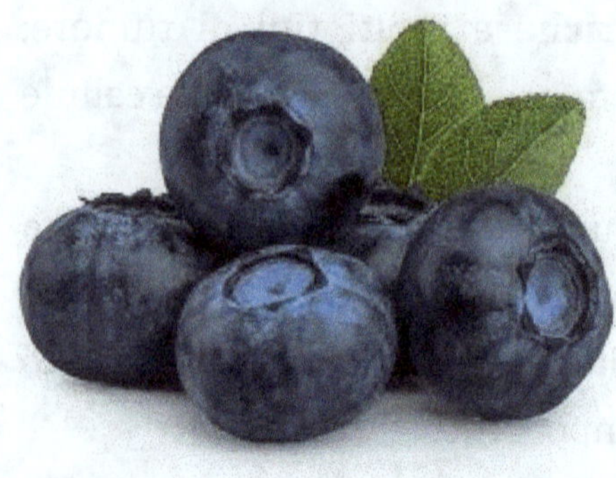

il mirtillo) e a prevenire tumori e patologie cardiovascolari, contribuiscono ad una corretta funzione urinaria (specie i frutti di bosco).

Un'importante azione antiossidante è svolta dalle **Antocianine**, che difendono l'organismo da patologie dovute ad una cattiva circolazione del sangue, proteggendo i capillari; prevengono l'aterosclerosi provocata da alti livelli di colesterolo ed inibiscono l'aggregazione piastrinica.

Ribes e radicchio, oltre alle proprietà antiossidanti dovute alla presenza di **Vitamina C** intervengono nella formazione della carnitina e del collagene.

Il radicchio contiene anche **Betacarotene** precursore della **Vitamina A** e, come anche fichi, ribes, more e prugne, il **Potassio**, che protegge il tessuto osseo e combatte

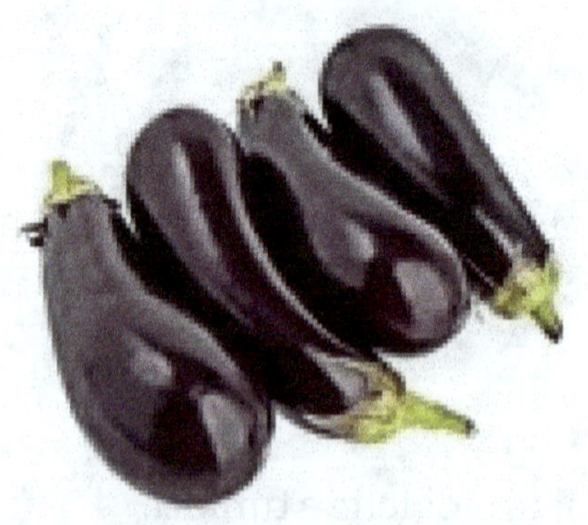

le patologie cardiovascolari e l'ipertensione.

Le melanzane, invece, sono ricche **Magnesio**, con l' ulteriore vantaggio di possedere pochissime calorie. Tanto la frutta quanto la verdura di questo colore, infine, sono ricche di **Fibre** ed anche di **Carotenoidi**, attivi contro le patologie neuro-degenerative e **l'invecchiamento cutaneo**.

Bianco.

Frutta e verdura dal colore bianco rinforzano il tessuto osseo ed i polmoni.

La **Quercetina** contenuta in questi alimenti, è un potente antiossidante che difende l'organismo dal rischio di tumori.

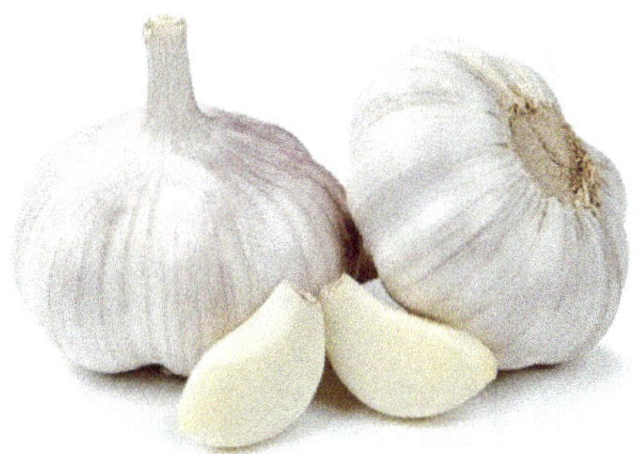

Ricche di vitamine, di **Fibre**, di **Potassio** ed altri sali minerali, contengono anche gli **Isotiocianati**, ottimo strumento di prevenzione contro l'invecchiamento cellulare.

Aglio, cipolle e porri contengono anche l'**Allilsolfuro**, che rende il sangue più fluido e meno incline alla formazione di trombi.

Il **Selenio** (presente prevalentemente nei funghi) **aiuta a prevenire l'ipertensione**.

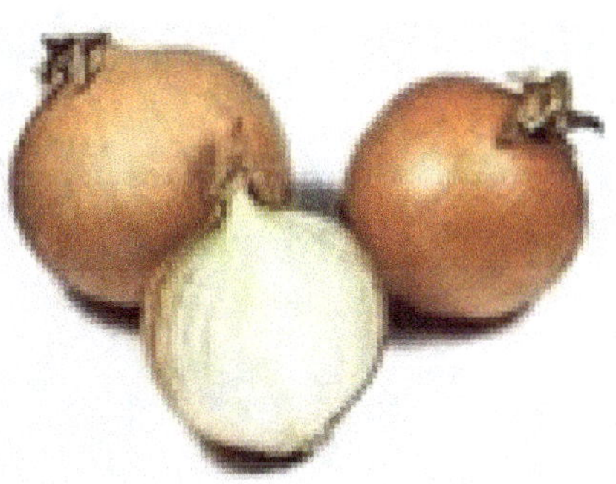

E poi, oltre a fare bene, l'insieme di questi colori naturali sono un piacere a vedersi, almeno questa è la mia opinione personale

per saperne di più : Antioxidants

GERMOGLI DI BAMBU'. UN IMPORTANTE ALIMENTO !

In questo articolo sintetizzo il valore dal punto di vista alimentare e dietetico ma anche i possibili benefici per la salute legati al consumo del bambù, un alimento emergente, in base a rigorosi studi scientifici.

Quali i benefici dei Germogli.

Le prime testimonianze scritte sui vantaggi derivanti dal consumo dei germogli di bambù si trovano nella letteratura cinese della dinastia Tang (618-907 d.C) ed altri scritti risalgono alla dinastia Ming (1368-1644d.C).

I benefici per la salute dei germogli di questa pianta spaziano dalla *perdita di peso* al *controllo del Colesterolo*, dal *rafforzamento delle difese immunitarie* con possibili proprietà antitumorali, fino alle sue proprietà antinfiammatorie, come vediamo di seguito.Germogli appena usciti dal terreno.

Germogli di Bambù. Cosa sono?

Si tratta di grossi getti che escono dal terreno accanto alla pianta. Le specie di Bambù sono molte ed hanno getti commestibili

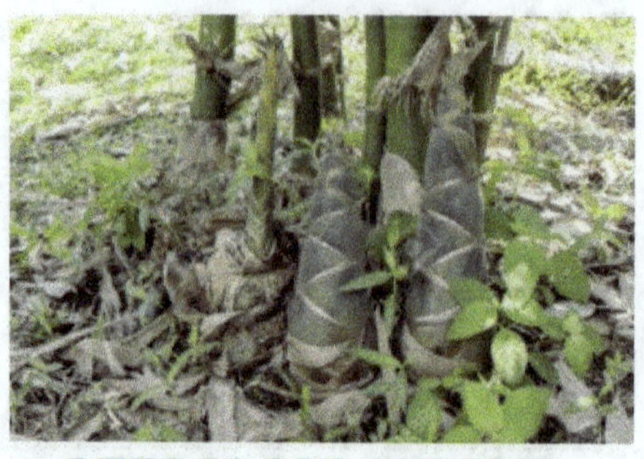

GERMOGLI APPENA USCITI DAL TERRENO

In questo testo ci riferiamo alla specie Phyllostachis edulis, noto come Bambù gigante o Moso, la specie di Bambù che cresce più velocemente tanto che sono documentati allungamenti di 1 metro al giorno!

Cosa si usa?

Si usa ogni parte del Bambù per gli usi più vari che spaziano dalla costruzione di strumenti musicali alle biciclette, dalla costruzione di mobili a quella dei pavimenti, ma anche per la produzione di filati ed accessori per l' abbigliamento fino alla produzione di carta o all'uso nell'edilizia per la costruzione di ponteggi o veri e propri edifici.

Una grande azienda italiana del settore ha cominciato a produrre spazzolini da denti ed altri oggetti non più in plastica ma in Bambù.

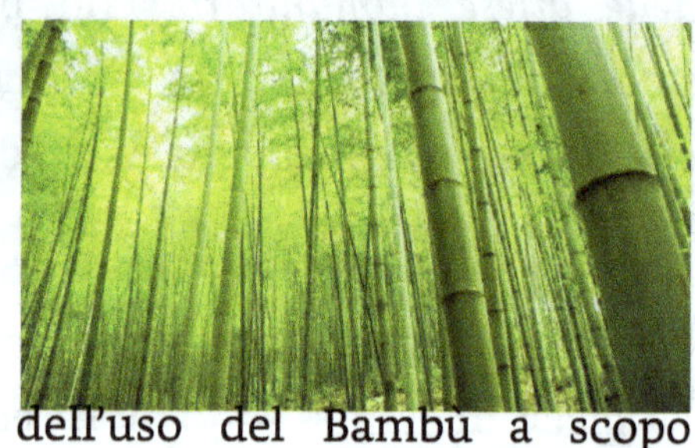

Qui comunque ci occupiamo dell'uso del Bambù a scopo alimentare e terapeutico.

Cosa si mangia dei Germogli di Bambù?

In Italia al momento i germogli si trovano in commercio sia inscatolati che freschi. Quelli freschi possono durare in frigorifero fino a 2 settimane anche se, come per tutte le verdure, è bene consumarli il

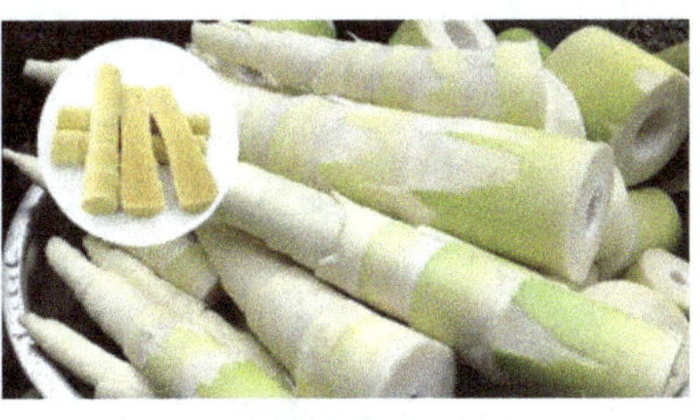

GERMOGLI DECORTICATI

prima possibile dopo averli bolliti comunque in acqua.

Zuccheri e fibre nei germogli di Bambù.

In base a molti studi(1) sappiamo che i germogli di Bambù sono ricchi di molti nutrienti ed il loro interesse quali alimenti spazia in vari settori:

Hanno un basso contenuto calorico, visto che 100 g di Bambù forniscono circa 20 K.cal., simile quindi a quello delle zucchine, dei funghi freschi, delle bietole etc.

I carboidrati in 100g sono 5,2g. di cui, però, 2,2g sono Fibre e quindi ininfluenti da un punto di vista glicemico.

Dal punto di vista della dieta Zona, quindi, servono 300g. di germogli per un miniblocco di C, anche se il Bambù contiene anche altri nutrienti.

E' quindi l'alimento giusto per chi segue una dieta dimagrante o comunque una dieta a basso Carico glicemico come nel caso del Diabete.

Questo vuol dire che ci possiamo anche *abbuffare* di Bambù senza il rischio di ingrassare o comunque di far salire la glicemia.

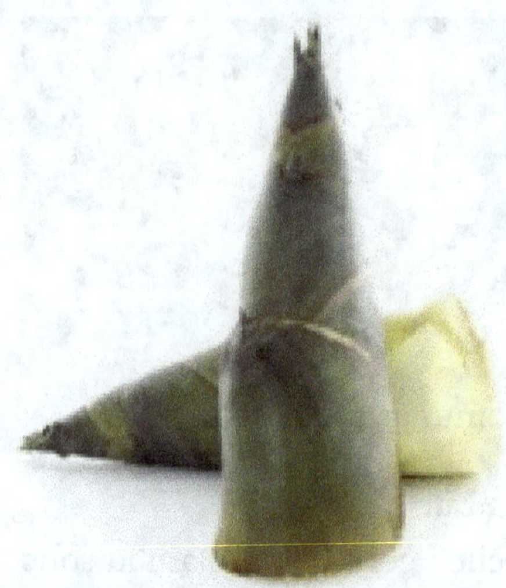

A fronte del basso contenuto in zuccheri, i germogli hanno un discreto contenuto in Fibre che lo rendono un buon prebiotico e quindi un ottimo alimento per una corretta digestione e per la prevenzione di alcuni tumori.

Quale è il contenuto in Grassi e Proteine dei Germogli di Bambù?

Il contenuto in grassi è estremamente ridotto, pari a soli 0,3g per 100g.

Quindi da un punto di vista della dieta Zona possiamo anche ignorare i grassi.

Da notare, comunque, che circa la metà dei pochi grassi contenuti sono grassi Mono e soprattutto Polinsaturi, quindi *grassi buoni* ed utili per l'organismo.

Uno di questi grassi è l'**Acido Linoleico**, utile per ridurre il Colesterolo totale.

Il contenuto di proteine è particolarmente interessante dato che 100g di germoglio contengono 2,6 g di proteine, circa il doppio, a parità di peso, delle zucchine, tanto per fare un esempio.

Quindi, dal punto di vista della Zona, servono quasi300g. di germoglio per un miniblocco di P.

Usare il Bambù nella dieta Zona.

Se consideriamo che i carboidrati glicemicamente attivi sono 3g, vediamo che il rapporto Proteine/Carboidrati (P/C) 2,6/3 = 0,87, quindi superiore al rapporto di 0,7 richiesto dalla Dieta Zona.

In che modo il Bambù può essere utile a Vegetariani e Vegani?

Questo fa del Bambù un ottimo alimento non solo per chi segue questa dieta, ma molto più in generale per i **Vegetariani** e soprattutto i **Vegani**.

In particolar modo i **Vegani**, infatti, traggono le **proteine** necessarie prevalentemente da Legumi (anche soia e lupino sono infatti legumi).

Questo rende la diversificazione delle fonti proteiche piuttosto limitata.

Introdurre i germogli nell'alimentazione vegana permette di ampliare lo spettro di alimenti contenenti fonti proteiche, rendendo questa alimentazione più varia e piacevole.

L'uso dei germogli di **Bambù** è comunque utile anche per coloro che consumano proteine di origine animale, dato che permette di ridurre l'uso di questi alimenti.

Che valore hanno le proteine, le vitamine ed i sali minerali del Bambù?

Da un punto di vista del contenuto in Aminoacidi delle **proteine** contenute nei germogli, va rilevata la presenza di tutti gli **Aminoacidi essenziali**.

Va anche rilevato il buon contenuto**(2)** in Vitamine e Sali Minerali.

I germogli contengono Vitamina A, B6, E, Tiamina, Riboflavina, Niacina, Folati, Acido Pantotenico.

Tra i minerali troviamo Calcio, Magnesio, Fosforo, Potassio, Sodio, Zinco, Rame, Manganese, Selenio e Ferro.

Tutti questi componenti ne fanno un alimento nutrizionalmente molto interessante per tutti.

BIBLIOGRAFIA

1) Chongtham N.,Singh Bisht M.,Haorongbam S.(2011).Nutritional Properties of Bamboo Shoots: Potential and Prospects for Utilization as a Health Food.Comprehensive Reviews in Food Science and Food Safety, Volume 10, Issue 3, May, 153–168
2) Singhal P., Bal L.M., Satya S., Sudhakar P., Naik S.N.(2013).Bamboo shoots: a novel source of nutrition and medicine. Crit Rev Food Sci Nutr. 2013;53(5):517-34.

I Germogli di Bambù sono utili a chi vuole dimagrire?

Possiamo affermare con sicurezza che questi germogli sono molto utili a chi vuole perdere peso.

Questo è facilmente intuibile dal basso apporto di calorie (circa 20 per 100gr di germogli).

Parte dei pochi zuccheri contenuti (5,2%) sono rappresentati da fibre (2,2%), quindi inerti da un punto di vista glicemico ma utili sia per fornire senso di sazietà, sia per rallentare l'impatto sulla glicemia di altri Carboidrati eventualmente consumati assieme.

Oltre a ciò i germogli contengono anche Proteine (2,6%) in un rapporto ideale con i Carboidrati.

Per questo i germogli di bambù dovrebbero essere un alimento sempre presente nelle diete, sia quando si tratta di mantenimento, sia per dimagrire velocemente.

Germogli di Bambù: Importante uso in Fitoterapia.

Oltre che sotto il profilo strettamente alimentare, il Bambù trova applicazione ed indicazioni nel trattamento di numerosi problemi di salute.

Mi limito qui ad elencare alcune applicazione della Fitoterapia con il Bambù.

Bambù per la salute dell'apparato cardiocircolatorio.

Svariati studi (1) hanno mostrato come i Fitosteroli ed i Fitonutrienti contenuti in questi germogli sono in grado di dissolvere il Colesterolo LDL (colesterolo cattivo) dell'organismo, contribuendo a mantenere le arterie libere da placche (2).

Il Bambù contiene un Flavone, l'Orientina,un composto che protegge il cuore e l'apparato cardiovascolare. L'elevato contenuto in Potassio (K) 533mg per 100g, si rivela utile nel ridurre la pressione.

Bambù per ridurre il Colesterolo cattivo.

I germogli (2) sono utili nel ridurre il livelli di Colesterolo LDL.

Questo perché rendono stabili i livelli della Glicemia, grazie al basso contenuto in zuccheri ed anche al basso contenuto in grassi.

Bambù per prevenire i tumori.

La ricerca (1) già citata evidenzia anche come gli elevati contenuti in Fitosteroli così come Flavoni, Amilasi e Clorofilla abbiano proprietà nel controllo delle mutazioni ed antitumorali, ad es. nel cancro al seno (3).

Studi in vitro (4) suggeriscono che estratti acquosi di germogli di bambù possano essere efficaci contro la Leucemia linfoblastica.

Rafforzamento delle difese immunitarie.

L'elevato contenuto in Vitamine, Sali minerali, Antiossidanti, è ideale per rafforzare le difese immunitarie (5).

Utile come antiinfiammatorio.

Uno studio (6) ha mostrato come i germogli di Bambù presentino proprietà antinfiammatorie ed antiulcerative.

Questo li rende utili anche per trattamenti di lungo periodo contro le infiammazioni croniche quali dolori articolari e Artrite reumatoide, grazie alla presenza di una combinazione di estratto di Metanolo e Fenilbutazone, agenti antinfiammatori non steroidei.

Protezione del Cervello e Sistema Nervoso.

Il Bambù protegge contro lo stress ossidativo, aiutando così contro malattie neurodegenerative come Alzheimer, Parkinson o Huntington così come contro il glaucoma. Vari studi, ci limitiamo a citarne uno (7), suggeriscono come i germogli contengano un Lignofenolo (Lig-8) che protegge contro i danni neuronali da stress ossidativo.

Un altro studio (8) mostra gli effetti inibitori del Bambù sulla secrezione dei **peptidi β-amiloidi**, responsabili dello sviluppo dell'Alzheimer, facendone prospettare l'uso a scopo protettivo negli anziani.

Un ulteriore studio (9) evidenzia come i germogli di Bambù hanno effetti anti apoptosici e possano quindi essere utili come supplementi nel trattamento di ischemie e relativi danni cerebrali.

Utile come antiallergico.

I germogli di Bambù hanno azione antiallergica e sono ampiamente usati nel trattamento di disturbi come l'Asma allergico dato che, come ha dimostrato uno studio (10), riducono l'infiammazione delle vie aeree.

Si può preparare un decotto di germogli bollendoli due volte.

La prima volta per 5 minuti, seguito da una seconda bollitura per 10 minuti. Volendo si può aggiungere miele per un miglior effetto

Utile nella Chemioterapia.

Come dimostra uno studio (11), il concentrato di Bambù migliora la biodisponibilità ed ha effetti sinergici con un farmaco usato nella chemioterapia, il Paclitaxel.

Uno studio (12) ha evidenziato come gli estratti di foglie di Bambù abbiano la capacità di modificare o regolare una o più funzioni immunitarie che inibiscono la crescita del tumore.

Un altro studio (13) suggerisce che gli estratti di foglie di Bambù siano in grado di rafforzare la risposta immunitaria ed abbiano un effetto Scavenger cioè di spazzino, nei confronti dei radicali liberi e che possano sopprimere in maniera significativa l'incidenza e la crescita del tumore nonché prolungare la sopravvivenza.

Utile nella Dermatite Atopica.

In uno studio (14) il bambù si è dimostrato efficace come potenziale agente terapeutico nel sopprimere le lesioni della pelle dovute a Dermatite atopica.

Vincere la fatica anche nello sport.

I germogli, grazie ad un triterpenoide contenuto, hanno un effetto antifatica (15) che aiuta a rimanere attivi anche dopo pesanti attività fisiche come sollevamento pesi, nuoto o arrampicate.

Contrastare il Diabete.

I germogli si sono dimostrati efficaci (16) nell' abbassare i livelli cronicamente alti della glicemia nel sangue.
Un altro studio (17) indica come gli estratti di Bambù siano utili nel prevenire la lipotossicità associata al Diabete tipo 2.

La lipotossicità insorge quando le cellule sono sovraalimentate, con il risultato di accumulare grassi attorno a reni, fegato, cuore e muscoli scheletrici.
La lipotossicità ha un ruolo anche negli infarti, nell'obesità, e nel diabete.
In queste situazioni gli estratti di bambù aiutano nella detossificazione.

Aiuto nei disturbi intestinali.

I germogli sono utili nei disturbi intestinali grazie al loro abbondante contenuto in fibre.
La Fitoterapia con il Bambù è usata tradizionalmente anche per alcuni disturbi intestinali incluso il trattamento dei parassiti intestinali.

E poi, se posso esprimere un parere personale, sono davvero buoni !

Per approfondire la Fitoterapia con il Bambù:
"Nutritional Properties of Bamboo Shoots: Potential and Prospects for Utilization as a Health Food"

BIBLIOGRAFIA

1) Peiying H.,Youming X.(2004).Advances in Studying on Physiological Activity and Curative Effect of Bamboo Derivatives.World Forestry Research,03.

2) Park E-J.,Jhon D-J.(2009).Effects of bamboo shoot consumption on lipid profiles and bowel function in healthy young women. Nutrition, July–August,Volume 25, Issues 7-8, Pages 723–728

3) Lin Y.,Collier A.C.,Liu W., Berry M.J., Panee J.(2008).The inhibitory effect of bamboo extract on the development of 7,12-dimethylbenz[a]anthracene (DMBA)-induced breast cancer.

4) Ando H., et al.(2004). Hot-compressed-water decomposed products from bamboo manifest a selective cytotoxicity against acute lymphoblastic leukemia cells. Toxicol In Vitro. Dec;18(6):765-71.

5) Seki T., Maeda H.(2010).Cancer preventive effect of Kumaizasa bamboo leaf extracts administered prior to carcinogenesis or cancer inoculation. Anticancer Res. 2010 Jan;30(1):111-8.

6) Muniappan M.,Sundararaj T.(2003).Antiinflammatory and antiulcer activities of Bambusa arundinacea.J Ethnopharmacol. 2003 Oct;88(2-3):161-7.

7) Ito Y., et al.(2006).Lig-8, a bioactive lignophenol derivative from bamboo lignin, protects against neuronal damage in vitro and in vivo. J Pharmacol Sci. Oct;102(2):196-204.Epub 2006 Oct 7.

8) Jeong J.C.,et al.(2003).Inhibitory effects of Bombusae concretio Salicea on neuronal secretion of Alzheimer's beta-amyloid peptides, a neurodegenerative peptide. Neurochem Res. Dec;28 (12):1785-92.

9) Hong E.J.,et al.,(2010).Protective effects of the pyrolyzates derived from bamboo against neuronal damage and hematoaggregation. J Ethnopharmacol.Apr 21;128(3):594-9. doi: 10.1016/j.jep.2010.01.045. Epub 2010 Feb 1.

10) Ra J., Lee S, Kim HJ, Jang YP, Ahn H, Kim J. Bambusae Caulis in Taeniam extract reduces ovalbumin-induced airway inflammation and T helper 2 responses in mice. J Ethnopharmacol. 2010 Mar 2;128(1):241-7. doi: 10.1016/j.jep.2010.01.023. Epub 2010 Jan 14.

11) Kang K.W., Choi J.S.(2005).Enhanced bioavailability of paclitaxel by bamboo concentrate administration.Arch Pharm Res. Apr;28(4):469-75.

12) Seki T., Kida K., Maeda H.(2010).Immunostimulation-Mediated Anti-tumor Activity of Bamboo (Sasa senanensis) Leaf Extracts Obtained Under 'Vigorous' Condition. Evid Based Complement Alternat Med. Dec;7(4):447-57. doi: 10.1093/ecam/nen026. Epub 2008 May 7.

13) Seki T.,Maeda H.(2010) Cancer preventive effect of Kumaizasa bamboo leaf extracts administered prior to carcinogenesis or cancer inoculation. Anticancer Res.Jan;30(1):111-8.

14) Qi X.F., et al.(2009).Effects of Bambusae caulis in Liquamen on the development of atopic dermatitis-like skin lesions in hairless mice. Ethnopharmacol. Jun 22;123(2):195-200. doi: 10.1016/j.jep.2009.03.020. Epub 2009 Mar 26.

15) Yu Zhang,et al. Anti-fatigue activity of a triterpenoid-rich extract from Chinese bamboo shavings (Caulis bamfusae in taeniam) Phytotherapy Research Volume 20, Issue 10.October 2006.Pages 872–876

16) Choi Y.J.,et al.(2008). Blockade of chronic high glucose-induced endothelial apoptosis by Sasa borealis bamboo extract. Exp Biol Med (Maywood).May;233(5):580-91. doi: 10.3181/0707-RM-205. Epub 2008 Mar 28.

17) Panee J.,et al.(2008). A novel function of bamboo extract in relieving lipotoxicity.Phytother Res.May;22(5):675-80. doi: 10.1002/ptr.2395.

18) Chongtham N.,Singh Bisht M.,Haorongbam S.(2011).Nutritional Properties of Bamboo Shoots: Potential and Prospects for Utilization as a Health Food.Comprehensive Reviews in Food Science and Food Safety, Volume 10, Issue 3, May, 153–168

Concludendo questo libro, spero che i dati e le notizie inseriti possano essere utili a chi, oltre a seguire una dieta Vegetariana o Vegana, voglia avere una dieta completamente bilanciata come la Zona.

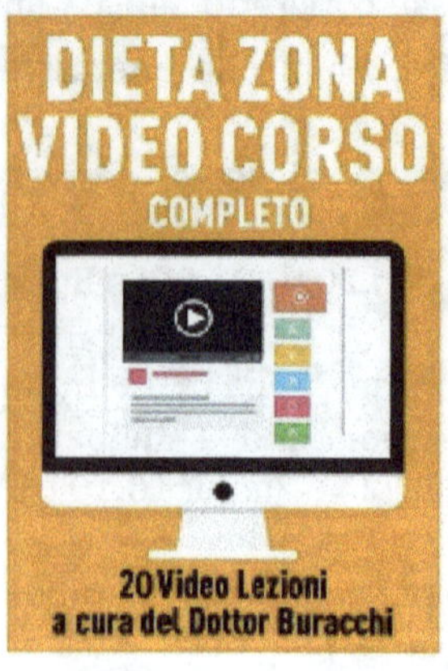

Ricordo poi altre risorse.
https://dietazonaonline.com/corso-pratico-sulla-dieta-zona

seguimi su you tube
https://www.youtube.com/watch?v=5C4NqWZnBkY

I MIEI LIBRI SU AMAZON

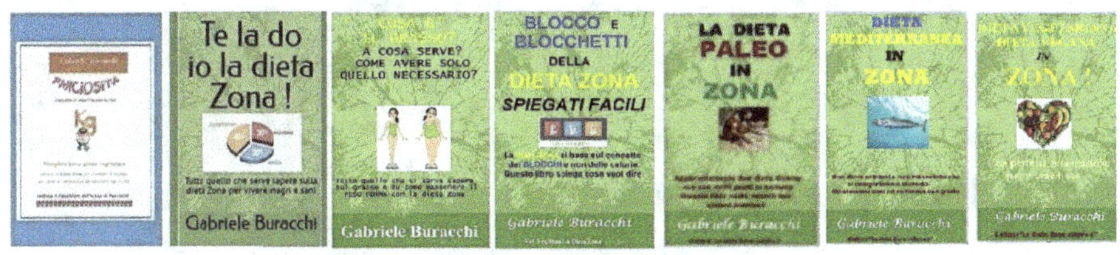

COLLANA DIETA ZONA

Te la dò io la dieta Zona (edizioni anche in inglese, francese e spagnolo *collana Dieta Zona*

COSA E' IL GRASSO? A COSA SERVE? COME AVERE SOLO QUELLO NECESSARIO? *collana Dieta Zona*

BLOCCO E BLOCCHETI DELLA DIETA ZONA SPIEGATI FACILI *collana Dieta Zona*

DIETA PALEO IN ZONA *collana Dieta Zona*

DIETA MEDITERRANEA IN ZONA *collana Dieta Zona*

DIETA VEGETARIANA-DIETA VEGANA in ZONA. *collana Dieta Zona*

Panciosità. Manuale di amicizia con il cibo. *collana Dieta Zona*

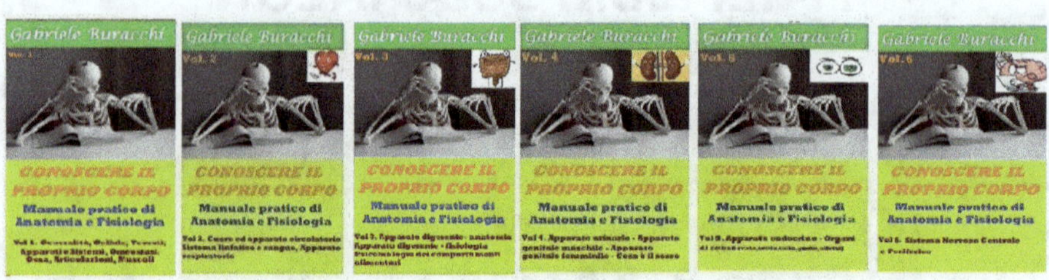

COLLANA "CONOSCERE IL PROPRIO CORPO"

Conoscere il proprio corpo. Anatomia umana.
Corso completo di Anatomia e Fisiologia
ALTRI VOLUMI DELLA STESSA COLLANA

vol. 1
vol. 2
vol. 3
vol. 4
vol. 5
vol. 6

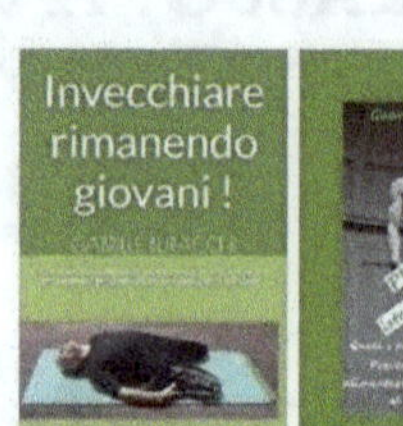
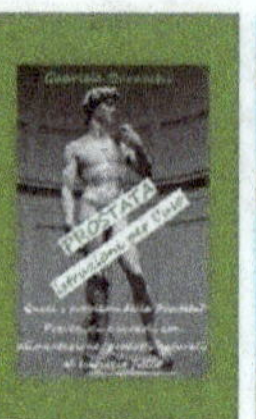
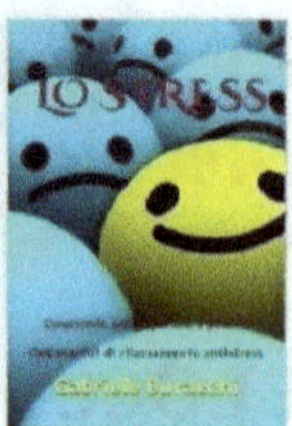

INVECCHIARE RIMANENDO GIOVANI.
collana Conoscere il proprio corpo

PROSTATA. ISTRUZIONI PER L'USO.
collana Conoscere il proprio corpo

LO STRESS
collana Conoscere il proprio corpo

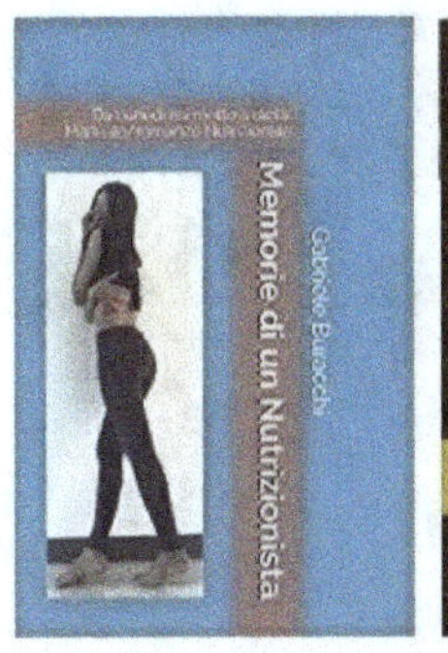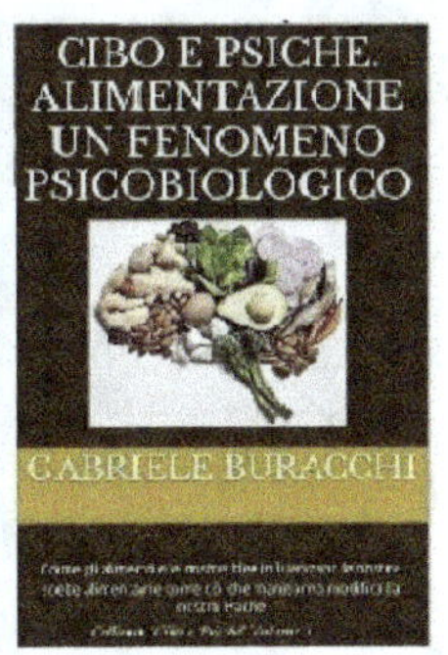

COLLANA
CIBO E PSICHE

CIBO E PSICHE. Alimentazione un fenomeno PSICOBIOLOGICO: Come gli alimenti e le nostre idee influenzano le nostre scelte alimentari e come ciò che mangiamo modifica la nostra Psiche *collana Cibo e Psiche*

Memorie di un Nutrizionista. I miei casi clinici *collana Cibo e Psiche*

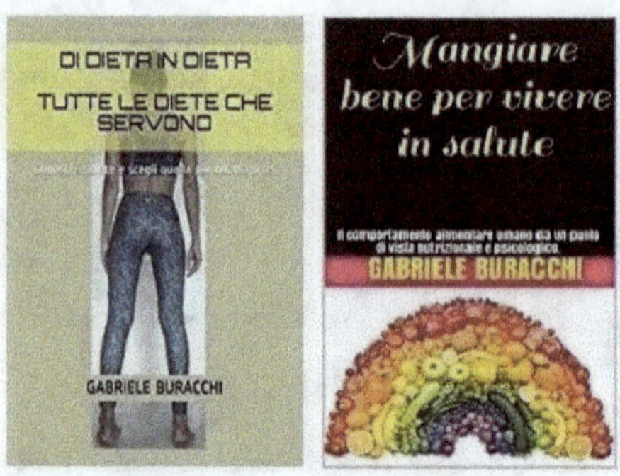

CONOSCERE
LE DIETE

Di dieta in dieta. Tutte le diete che servono.
collana Conoscere le diete

Mangiare bene per vivere in salute *collana Conoscere le diete*

CIOCCOLATO. CIBO O DROGA?
collana Conoscere gli alimenti

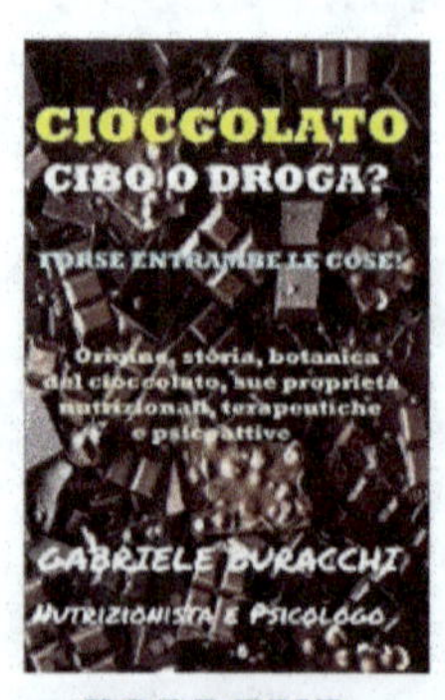

COLLANA
CONOSCERE GLI
ALIMENTI PER
VIVERE BENE

OCCHIO ALLA TV LA

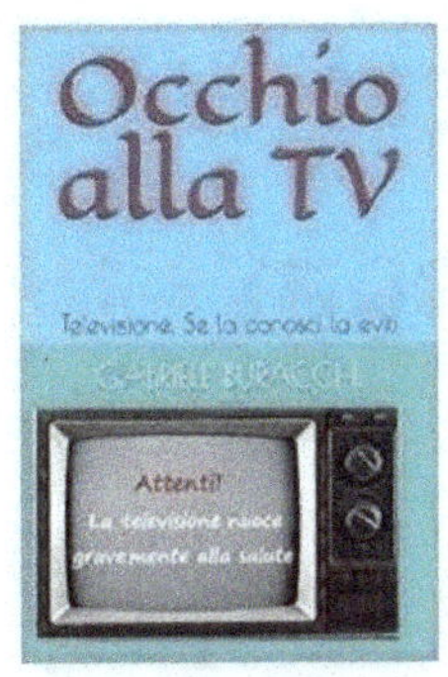

TELEVISIONE NUOCE GRAVEMENTE ALLA SALUTE

LA TV NUOCE GRAVEMENTE ALLA SALUTE

TUTTA LA DOCUMENTAZIONE

ROMANZO D'AMORE ROMANZO STORICO BASATO SU DOCUMENTAZIONE

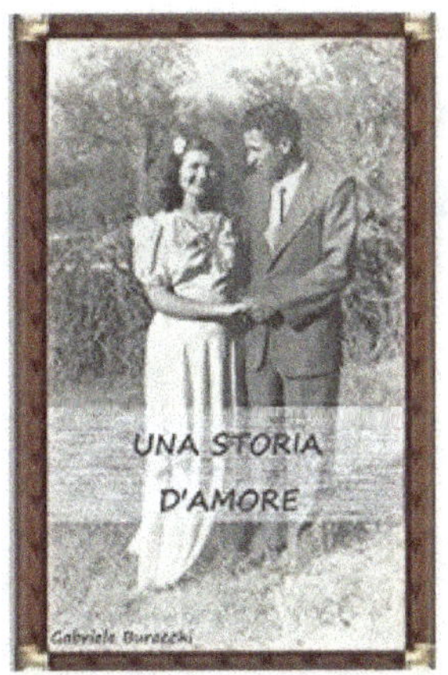

LI puoi trovare **QUI**

Se sei interessato/a ad una corretta alimentazione visita il mio sito www.dietazonaonline.com

se mi vuoi scrivere

gab.bur@yandex.com